东吴政治学政治发展与治理创新论丛

丛书主编　周义程

本书得到2022年江苏省社会科学青年基金项目（项目编号：22ZZC005）、
2022年度教育部人文社会科学青年基金项目（项目编号：22YJCZH024）、
江苏高校优秀创新团队建设项目"地方政府与社会治理"（项目编号：NH33710921）、
江苏省优势学科"政治学"（项目编号：YX10200123）的资助。

全球卫生治理的制度变迁研究

跨国公私伙伴关系的扩散与制度化

丁梦丽　著

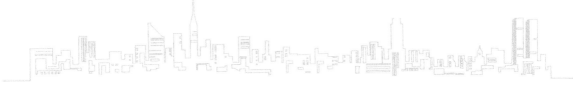

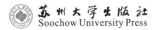

苏州大学出版社
Soochow University Press

图书在版编目(CIP)数据

全球卫生治理的制度变迁研究：跨国公私伙伴关系的扩散与制度化 / 丁梦丽著. --苏州：苏州大学出版社, 2024.12. --(东吴政治学·政治发展与治理创新论丛 / 周义程主编). -- ISBN 978-7-5672-5054-3

Ⅰ. R199.1

中国国家版本馆 CIP 数据核字第 20243FU508 号

书　　名：全球卫生治理的制度变迁研究：
　　　　　跨国公私伙伴关系的扩散与制度化
　　　　　Quanqiu Weisheng Zhili De Zhidu Bianqian Yanjiu：
　　　　　Kuaguo Gongsi Huoban Guanxi De Kuosan Yu Zhiduhua
著　　者：丁梦丽
责任编辑：王　亮
美术编辑：吴　钰
出版发行：苏州大学出版社（Soochow University Press）
社　　址：苏州市十梓街1号　邮编：215006
印　　装：苏州市古得堡数码印刷有限公司
网　　址：www.sudapress.com
邮　　箱：sdcbs@suda.edu.cn
邮购热线：0512-67480030
开　　本：700 mm × 1 000 mm　1/16　印张：12.5　字数：218 千
版　　次：2024 年 12 月第 1 版
印　　次：2024 年 12 月第 1 次印刷
书　　号：ISBN 978-7-5672-5054-3
定　　价：49.00 元

凡购本社图书发现印装错误，请与本社联系调换。
服务热线：0512-67481020

前 言

自20世纪末以来,全球卫生治理领域的制度变革正悄然发生。通过与国家或国家间组织构建平等的伙伴关系,非国家行为体能够分享公有部门在卫生领域的决策权,直接参与全球卫生议程的塑造。这种跨国公私伙伴关系治理模式挑战了政府间多边机制的主导地位,推动全球卫生治理结构实现从"政府间合作机制为主导"到"政府间合作机制与公私伙伴关系并存"的转向。在捕捉到这一变化的基础上,本研究旨在运用制度变迁的视角,系统性地解读公私伙伴关系在全球卫生领域的发展进程。根据制度发展特征,本研究将跨国公私伙伴关系的发展分为横向扩散阶段与纵向制度化两大阶段。前者强调公私伙伴关系在全球卫生领域的兴起与推广,后者强调公私合作的深化与固化。

基于制度变迁的阶段划分,本研究首先从政治同盟的个体主义视角出发,指出国际组织内部政治创业家发起的跨部门政治同盟是推动跨国公私伙伴关系扩散的根本动力。在面临外部压力和内部危机之际,一批国际组织的领导者受到新自由主义经济理念的影响,在认可公私合作治理价值的基础上,对内消除改革阻碍,对外争取志同道合的成员国领袖及私有部门领导的支持,积极创立公私伙伴关系平台。借助国际组织的道义形象和权威地位,在政治同盟的美化宣传下,跨国公私伙伴关系得到核心政治同盟之外的广泛承认,造就20世纪和21世纪之交公私伙伴关系在全球卫生等治理领域的大繁荣局面。

跨国公私伙伴关系的兴起或扩散不代表制度变迁的完成。作为创新型制度,公私伙伴关系要在传统的治理结构中扎根,还需实现下一阶段的制度化和稳定化。一旦公私部门做出有拘束力的合作承诺，制定清晰的规则和计划，创设集中化的结构和完善的监督程序，公私伙伴关系的制度结构会更加稳固，面临的解散风险会相应降低。由于公私部门对于制度化的需求和偏好不同，政治同盟在公私伙伴关系发展的第二阶段出现分化。基于交易成本理论，本研究认为，公私伙伴关系的制度化水平取决于公私部门的博弈和谈判结果，受到合作过程中产生的交易成本的影响。交易成本可细分为让渡成本、摩擦成本和治理成本。作为治理权的传统拥有者，国际组织需要付出的权力让渡成本越高，越倾向于选择制度化水平较低的合作结构。为了约束公权力，保证投资回报率，私有部门付出的资源让渡成本越高，越倾向于选择制度化水平较高的合作结构。公私部门之间的摩擦成本越高，标志着双方讨价还价的成本越高，信息收集的难度越大，制度化建设越受阻。同时，治理成本越高，预示管理和执行成本越高，为了推进更有效的管理和实践工作，公私部门对制度化水平的要求越高。据此，通过对交易成本影响因素的进一步考察，我们得到关于影响跨国公私伙伴关系制度化水平的五大理论假设。

为验证政治同盟视角下跨国公私伙伴关系的扩散机制理论，本研究选取联合国儿童基金会和世界卫生组织各自协调下的公私伙伴关系为案例，展开实证检验。其中，联合国儿童基金会在20世纪80年代已经具备创设公私伙伴关系的有利条件，但由于缺乏"政治盟友"，该组织只是创设了零星的公私伙伴关系，没能推动伙伴关系在全球卫生领域的规模扩散，继而排除了理论的替代解释。与联合国儿童基金会相比，世界卫生组织符合"最不可能案例"的特征，即在相对缺乏创新传统、实用意识和改革精神的世界卫生组织内部，政治创业家和政治同盟的解释机制依然发挥作用，从而实现理论解释的"强检验"。

同时，为验证跨国公私伙伴关系制度化水平影响因素的理论假设，本研究以全球疫苗领域的儿童疫苗倡议、全球疫苗免疫联盟和国际艾滋病疫苗倡议为案例，在实现"控制与比较"原则的基础上，对个案进行"模式匹配"和"过程追踪"，以检验交易成本与制度化水平之间是否存在环环相扣的因果联系。本研究的实证检验结果与理论假设是一致的。

本书的研究具有以下意义：首先，在全球治理制度的变迁中，突出被以往研究所忽视的关键个体（领袖）及私有部门（非国家行为体）对制度革新的直接作用。其次，在公私伙伴关系的制度化阶段，只有根据治理需要，合理调节公私部门之间的交易成本，公私伙伴关系才能不断走向稳定化和固定化，降低解散或终止风险。同时，在得知制度化水平影响有效性的基础上，可通过改变制度化水平的影响因素，提高公私伙伴关系的有效性。最后，深度研究国际组织、英国和美国等发达国家、私有企业等行为体如何创设公私伙伴关系，以及伙伴关系的制度结构受到哪些因素的影响，可为中国政府未来参与全球卫生公私伙伴关系等新型治理模式提供启示。

目录

第一章　导　论
　第一节　研究问题的提出　/ 1
　第二节　文献回顾与研究意义　/ 4
　第三节　研究方法与案例选取　/ 14
　第四节　本书的结构安排　/ 16

第二章　制度变迁视角下的全球卫生公私伙伴关系
　第一节　全球卫生公私伙伴关系的概念　/ 18
　第二节　制度变迁与全球卫生公私伙伴关系的发展阶段　/ 30
　小结　/ 45

第三章　跨国公私伙伴关系的扩散机制
　第一节　国际制度理论视角与跨国公私伙伴关系的兴起　/ 47
　第二节　跨国公私伙伴关系的扩散机制：基于政治同盟的视角　/ 60
　小结　/ 72

第四章　跨国公私伙伴关系的制度化
　第一节　跨国公私伙伴关系制度化的概念与影响因素　/ 73
　第二节　跨国公私伙伴关系的制度化及影响因素：基于交易成本的视角　/ 85
　小结　/ 99

第五章　联合国儿童基金会、世界卫生组织所主导的全球卫生公私伙伴关系的扩散

第一节　联合国儿童基金会所主导的全球卫生公私伙伴关系的扩散　/ 101

第二节　世界卫生组织所主导的全球卫生公私伙伴关系的扩散　/ 120

小结　/ 138

第六章　全球卫生公私伙伴关系制度化水平的影响因素

第一节　从儿童疫苗倡议到全球疫苗免疫联盟：公私部门合作的深化　/ 141

第二节　国际艾滋病疫苗倡议：从"知识"到"服务"　/ 161

小结　/ 172

第七章　结语

第一节　研究总结　/ 174

第二节　关于全球卫生公私伙伴关系的反思　/ 177

第三节　政策含义　/ 180

附　录

部分全球卫生公私伙伴关系的中英文对照　/ 190

第一章

导 论

制度的革新与变迁是国际制度研究的重要课题。作为全球治理的创新模式，跨国公私伙伴关系（Transnational Public Private Partnership，TPPP）[①] 挑战了国家中心主义的理论分析视角。跨国公私伙伴关系由国家、国际组织、非政府组织及私营部门多方参与，其在全球卫生及环境等治理领域的影响力与日俱增。尤其是在全球卫生治理视域下，跨国公私伙伴关系在特定卫生议题领域的权力甚至超越了世界卫生组织等联合国机构。

第一节 研究问题的提出

20世纪末，在以多边卫生机制为主导的全球卫生治理领域，变革正悄然发生。

一则，非政府组织、私人基金会及跨国公司等非国家行为体在全球卫生治理领域的作用越来越突出，冲击了成员国及国家间组织在卫生援助或治理领域的权威地位。1990年，在56亿美元的卫生发展援助金额中，约47%是由援助国提供给受援国的，32%是由联合国系统提供的，仅有15%是由非政府组织、私人基金会与跨国公司提供的。至2007年，这一比例出现了惊人的变化：双边援助金额下降到36%，联合国系统份额仅占14%，而非政府组织、私人基金会与跨国公司援助的金额比例上升到30%。

[①] 为了与国内公私伙伴关系进行区分，本研究将活跃在全球治理领域的伙伴关系称为跨国公私伙伴关系（TPPP）。

二则,随着非国家行为体在卫生援助领域的作用越来越显著,它们开始寻求与贡献相匹配的参与权。在跨国公私伙伴关系出现之前,非国家行为体参与全球治理,更多采取的是间接的形式。通过关系网络、权威性及舆论压力,私有部门间接影响国际组织的议程或决策。但是,通过与国家或国家间组织构建伙伴关系,非国家行为体能够与公有部门共享卫生领域的决策权,直接参与全球治理过程。我们将这种机制化的公私合作模式称为跨国公私伙伴关系。

作为新型的治理模式,跨国公私伙伴关系兴起于20世纪90年代中后期。如图1.1所示,在全球卫生领域,跨国公私伙伴关系在20世纪90年代出现,并在20世纪与21世纪之交蓬勃兴起。这些伙伴关系潜能巨大,促使它们所关注领域的医学研究及援助活动发生了翻天覆地的改变。

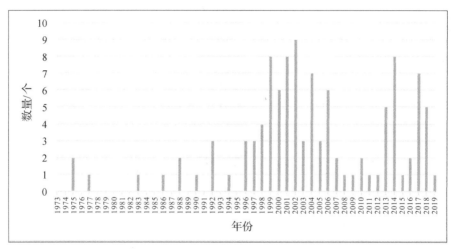

图1.1　世界卫生组织主导下的全球卫生公私伙伴关系数量①

经过数十年的发展,公私伙伴关系已然深刻地改变了全球卫生治理的图景,在很大程度上弥补了政府间治理模式的不足。在近年席卷全球的新型冠状病毒感染(COVID-19)疫情中,全球卫生公私伙伴关系在抗击疫情方面扮演了重要角色。2020年3月6日,致力于新型疫苗研发的卫生伙伴关系"流行病防范创新联盟(Coalition for Epidemic Preparedness Innovations, CEPI)"发出紧急呼吁,要求提供20亿美元资金,以使该组织能够扩展正在开发的

---

① Liliana B. Andonova, *Governance Entrepreneurs: International Organizations and the Rise of Global Public-Private Partnerships* (London: Cambridge University Press, 2017), p.155.

COVID-19候选疫苗的数量，并为这些候选疫苗的临床试验提供资金。CEPI的目标是至少提供3种候选疫苗，可以将其提交给认证机构，用于疫情暴发中的常规使用。截至2022年3月22日，CEPI已经与8个研发机构/公司签署合作协议①，推动8款新型冠状病毒候选疫苗的研发和临床试验。CEPI还与疫苗巨头葛兰素史克公司（Glaxo Smith Kline）达成协议，后者将提供疫苗研发中的辅助技术。

与致力于疫苗研发的流行病防范创新联盟相配合，于2000年成立的全球疫苗免疫联盟（Global Alliance for Vaccines and Immunization，GAVI）主要负责新型疫苗研发之后的交付、运输和接种工作。值得强调的是，GAVI对于全球疫苗采购和供给的市场塑形能力，已超过包括世界卫生组织在内的任何国际组织。现阶段，GAVI每年的疫苗采购量占全球疫苗产量的60%。2020年4月，GAVI表示，将为筛选最佳候选疫苗创造条件，受到资金支持的国家可拨出10%的资金用于应对新冠疫情威胁。

由此可见，无论是CEPI还是GAVI，这种创新型公私合作模式在全球卫生领域的影响力已不容忽视，它们的出现挑战了传统的政府间援助和治理模式"一统天下"的局面，推动了该领域的制度变迁。

随着全球公私伙伴关系在卫生治理领域的蓬勃发展，国外学者围绕这一治理模式开展了大量具有启发性的研究。然而，国内对这一新型治理模式的研究尚不多见。为了促使中国能够引领全球卫生治理、推动构建人类卫生健康共同体，我们首先需要对跨国公私伙伴关系带来的全球卫生治理制度变革过程进行探究。

据此，本研究旨在探索的核心问题在于：跨国公私伙伴关系为什么能在全球卫生治理领域兴起并获得大发展？推动全球卫生公私伙伴关系深入发展的核心动力是什么？

---

① 其中包括美国制药公司Inovio、澳大利亚昆士兰大学、美国生物技术公司Moderna、德国生物制药公司CureVac AG等。

第二节 文献回顾与研究意义

一、文献回顾

在既有国际关系的文献中,主要有三类文献与本书的研究问题直接相关。其一是对全球治理领域下公私伙伴关系的一般性研究,这类文献直接涉及跨国公私伙伴关系的兴起与发展研究。其二是国际组织的自主性理论研究。国际组织是国际制度革新的重要参与者和内在推动者,这类研究为解释跨国公私伙伴关系作为新型治理制度的兴起提供启示。其三是国际制度的形式选择理论研究。作为制度发展的关键环节,制度设计或制度化安排反映了公私伙伴关系的发展深度,国际制度的形式选择理论文献同样为解释跨国公私伙伴关系的发展问题提供参考视角。

第一类文献主要聚焦公私伙伴关系作为全球治理新模式的兴起过程、制度化和有效性这三个方面。

首先,针对20世纪90年代公私伙伴关系在全球治理领域的兴起,既有文献基于国际关系理论从功能主义视角、利益视角和观念视角做出分析。基于功能主义视角,作为公有部门和私有部门的合作制度,公私伙伴关系被视为弥补政府间治理功能缺陷的工具。这些文献包括:简·纳尔逊(Jane Nelson)的《构建伙伴关系:联合国系统与私有部门的合作》[1]、坦尼娅·博泽尔(Tanja Borzel)和托马斯·里斯(Thomas Risse)的《公私伙伴关系:有效与合法的国际治理工具?》[2]、夏洛特·施特雷克(Charlotte Streck)的《作为变革联盟的全球公共政策网络》[3]。上述文献认为,公私伙伴关系是全

---

[1] Jane Nelson, *Building Partnerships: Cooperation Between the United Nations System and the Private Sector* (Herndon: United Nations Publications, 2002).

[2] Tanja Börzel and Thomas Risse, "Public-Private Partnerships: Effective and Legitimate Tools of International Governance", in Edgar Grande and Louis W. Pauly. eds. *Complex Sovereignty: Reconstructing Political Authority in the Twenty First Century* (Toronto: University of Toronto Press, 2017). pp.195–216.

[3] Charlotte Streck, "Global Public Policy Networks as Coalitions for Change", in Daniel C. Esty and Maria H. Ivanova. eds. *Global Environmental Governance: Options and Opportunities* (2002). pp.121–140. accessed March 1, 2023, https://elischolar.library.yale.edu/fes-pubs.

球治理的有效机制,相对于传统的政府间合作治理模式,公私合作治理模式能够从不同的行为体汇聚资源,弥补公共政策制定者缺少的信息、知识和资金。因满足全球治理新需求,公私伙伴关系在20世纪90年代得以兴起。

然而,一些学者对上述观点进行了有力的反驳。朱迪斯·里克特(Judith Richter)的《企业问责:企业行为、国际准则和公民行动》[1] 及彼得·厄廷(Peter Utting)和安·扎米特(Ann Zammit)的《联合国—私营部门伙伴关系:良好的意图和相互矛盾的议程》[2] 指出,公私伙伴关系不以提供全球公共物品为旨要,在很多情况下是为了实现私营企业的利益。利利阿纳·B. 安东诺娃(Liliana B. Andonova)在《全球化、代理与制度创新:全球治理中公私伙伴关系的兴起》[3] 一文中进一步反驳,根据功能主义的解释推论,如果公私伙伴关系能够弥合国家间合作机制的功能差距,那么治理缺陷越严重的领域,公私伙伴关系的数目理应越多。但相关数据证明,在全球环境治理领域,公私伙伴关系分布较多的领域与存在严重治理缺陷的领域并不一致。

据此,安东诺娃提出利益视角的解释,即只有公有部门和私有部门从中获益时,公私伙伴关系才会被发起。安东诺娃认为,对于国际组织来说,组织的自主性越强,其发起公私伙伴关系的意愿就越强烈。德里克·布林克霍夫(Derick Brinkerhoff)和詹妮弗·布林克霍夫(Jennifer Brinkerhoff)在《公私伙伴关系:基于目的、公共性和善治的视角》[4] 一文中指出,当政府认为参与公私伙伴关系既能利用私有部门的资源,又能维持公共原则,且不会损害部门利益时,政府将会推进公私伙伴关系的构建。罗莎贝斯·康特尔(Rosabeth Kanter)在《从"零变化"到真正的变化:社会部门作为商业创

---

[1] Judith Richter, *Holding Corporations Accountable: Corporate Conduct, International Codes, and Citizen Action* (London: Palgrave Macmillan, 2001).

[2] Peter Utting and Ann Zammit, "United Nations-Business Partnerships: Good Intentions and Contradictory Agendas", *Journal of Business Ethics*, vol. 90, no. 1 (2009): pp. 39–56.

[3] Liliana B. Andonova, "Globalization, Agency, and Institutional Innovation: The Rise of Public-Private Partnerships in Global Governance", *Goldfarb Center Working Paper Series*, no. 2006–004 (2006): pp. 12–19.

[4] Derick Brinkerhoff and Jennifer Brinkerhoff, "Public-Private Partnerships: Perspectives on Purposes, Publicness, and Good Governance", *Public Administration and Development*, vol. 31, no. 1 (2011): pp. 2–14.

新的试点》① 一文中补充，对跨国公司等私有部门而言，考虑到公司的经济、环境和社会责任，为了树立良好的公司形象，扩大企业影响力，增加公司的治理权力，私营部门有充分的动机参与伙伴关系。国内学者李新和席艳乐在《全球治理视野下的公私伙伴关系：现状与困境》② 一文中总结，政治需求和供给是公私伙伴关系兴起的原因。

除上述两种视角之外，还有一种观念视角。约翰·坎贝尔（John Campbell）和奥维·佩德森（Ove Pedersen）在《新自由主义和制度性分析的兴起》③ 一书中指出，在政治经济领域，将国家与市场截然分离的观念开始衰落，一些原本属于公共部门负责的领域开始有私有部门的参与，政府在处理一些政治经济事务时也开始依赖市场资源。保罗·皮尔逊（Paul Pierson）在《时代政治：历史、制度与社会分析》④ 一书中进一步指出，公有部门和私有部门在国内事务上的合作经验塑造了公众的认知，许多人坚定地认为，公私合作一定等同于"双赢"的结果。卡琳·巴克斯特兰（Karin Böckstrand）在《网络化治理的问责制和合法性：可持续发展领域的公私伙伴关系》⑤ 一文中指出，这种"公私双赢"的观念影响了行为选择，拓展到了全球治理领域，带来了跨国公私伙伴关系的兴起。

其次，针对跨国公私伙伴关系的制度安排，詹斯·马腾斯（Jens Martens）在《多利益相关者伙伴关系：多边主义的未来模式？》⑥ 一书中将伙伴关系的制度化水平划分为高、中、低三个等级：最高水平表现为拥有明确的成员资格及管理实体的永久性机制；中等水平体现为设置了明确的成员资格，但没有独立法律地位的合作机制；最低水平体现为临时成立且具有存续时间限

---

① Rosabeth Kanter, "From Spare Change to Real Change: The Social Sector as Beta Site for Business Innovation", *Harvard Business Review*, vol. 77, no. 3 (1999): pp. 122 – 132, 210.

② 李新、席艳乐：《全球治理视野下的公私伙伴关系：现状与困境》，《经济社会体制比较》2011 年第 1 期，第 141 – 145 页。

③ John Campbell and Ove Pedersen, *The Rise of Neoliberalism and Institutional Analysis* (New Jersey: Princeton University Press, 2001).

④ Paul Pierson, *Politics in Time: History, Institutions, and Social Analysis* (New Jersey: Princeton University Press, 2004).

⑤ Karin Böckstrand, "Accountability and Legitimacy of Networked Governance: Public-Private Partnerships for Sustainable Development" (paper presented at Berlin Conference of International Organizations and Global Environmental Governance, Berlin, December, 2005).

⑥ Jens Martens, *Multi-stakeholder Partnerships: Future Models of Multilateralism?* (Berlin: Friedrich-Ebert-Stiftung, 2007).

制的伙伴关系。玛丽安娜·贝斯海姆（Marianne Beisheim）和安德莉亚·利泽（Andrea Liese）在《跨国公私伙伴关系：有效促进可持续发展？》①一书中指出，公私伙伴关系的制度形式差异较大，参照义务性程度、精确性程度、授权性程度三个维度，可将公私伙伴关系的制度化水平划分为高、中、低三个等级。丽贝卡·霍姆科斯（Rebecca Homkes）在题为《公私伙伴关系在全球治理中的作用分析：制度动力、变化和影响》②的博士论文中详细划分了公私伙伴关系的制度形态，参照实体身份、法律身份、机制形式、机制结构、组织结构、组织特征六个维度，将公私伙伴关系的制度化水平进行高低划分。

最后，一批文献针对公私伙伴关系的有效性展开论述。麦卡锡公司分别于2004年、2008年发布过关于全球卫生领域公私伙伴关系的绩效报告：《评估全球契约的影响》③《对于控制结核伙伴关系的独立评估》④。国内学者郦莉的《国际发展与全球环境治理中的公私合作——以中印 CDM 项目实践为例》⑤通过比较中国和印度在《京都协定书》清洁发展机制（CDM）项目申报过程中的省级 CDM 中心和内部协调节点，分析跨国公私合作机制在温室气体减排的全球本土化行动中如何推动能力建设。凯伦·凯恩斯（Karen Caines）和路易斯安娜·勒什（Louisiana Lush）在《公私伙伴关系对低收入和中等收入国家药品可及性的影响：博茨瓦纳、斯里兰卡、乌干达和赞比亚研究的综合报告》⑥的报告中对博茨瓦纳、斯里兰卡、乌干达和赞比亚四个

---

① Marianne Beisheim and Andrea Liese, *Transnational Partnerships: Effectively Providing for Sustainable Development?* (Switzerland: Springer, 2014).
② Rebecca Homkes, "Analyzing the Role of Public-Private Partnerships in Global Governance: Institutional Dynamics, Variation and Effects" (PhD diss., The London School of Economics and Political Science, 2011).
③ McKinsey & Company, "Assessing the Global Compact's Impact", May 11, 2004, accessed May 1, 2023, https://d306pr3pise04h.cloudfront.net/docs/news_events%2F8.1%2Fimp_ass.pdf.
④ McKinsey & Company, "Independent Evaluation of the Stop TB Partnership", April 21, 2008, accessed May 1, 2023, https://www.stoptb.org/sites/default/files/stop_tb_evaluation_final_report_exhibits_annexes.pdf.
⑤ 郦莉：《国际发展与全球环境治理中的公私合作——以中印 CDM 项目实践为例》，《复旦国际关系评论》2016年第19辑，第129－152页。
⑥ Karen Caines and Louisiana Lush, "Impact of Public-private Partnerships Addressing Access to Pharmaceuticals in Selected Low and Middle Income Countries: A Synthesis Report from Studies in Botswana, Sri Lanka, Uganda and Zambia" (paper published by the Initiative on Public-Private Partnerships for Health, Global Forum for Health Research, Geneva, 2004).

国家内以热带病和艾滋病为关注点的公私伙伴关系做出评估。菲利普·帕特贝格（Philipp Pattberg）等人在《可持续发展领域的公私伙伴关系：出现、影响和合法性》①一书中对 348 个伙伴关系做了统计分析，指出在 300 多个伙伴关系中，37% 的伙伴关系没有产生任何输出，80% 的伙伴关系没有发挥应有功能，42% 的伙伴关系甚至没有任何的业务活动。

除绩效评估报告之外，另有文献对公私伙伴关系有效性的影响原因进行探究。玛丽安娜·贝斯海姆和安德莉亚·利泽在《跨国公私伙伴关系：有效促进可持续发展？》②一书中，在评估 21 个致力于可持续发展的跨国伙伴关系及这些伙伴关系的 45 个具体项目的基础上，得出伙伴关系的机制化水平越高，则有效性水平越高的结论。丽贝卡·霍姆科斯在《全球治理领域公私伙伴关系的作用分析：制度动力、变化和影响》③中从 757 个伙伴关系中筛选出 147 个样本，并对这些样本的制度化水平与输出成果（有效性的衡量维度之一）进行模式匹配，最后得出结论：输出层面表现较好的伙伴关系往往是制度化水平较高的伙伴关系。另有国内文献指出，制度化水平与私有部门的参与深度是影响公私伙伴关系有效性的核心因素，并以全球疫苗免疫联盟和遏制疟疾伙伴关系为例，验证理论假设。④

第二类文献侧重于国际组织的自主性研究，这类研究主要基于委托-代理模式与社会学视角对国际组织的自主性行为及来源做出解释。丹尼尔·尼尔森（Daniel Nielson）和迈克尔·蒂尔尼（Michael Tierney）在《国际组织中的授权：代理理论与世界银行的环境改革》⑤一文中指出，国际组织是实体机构，需要维护组织生存与发展的基本利益，这些利益有时会背离委托国家的偏好。在成员国监督成本过高或陷入集体行动困境时，国际组织会发生

---

① Philipp Pattberg et al., *Public-Private Partnerships for Sustainable Development: Emergence, Influence, and Legitimacy* (Cheltenham: Edward Elgar Publishing, 2012).

② Marianne Beisheim and Andrea Liese, *Transnational Partnerships: Effectively Providing for Sustainable Development?* (Switzerland: Springer, 2014).

③ Rebecca Homkes, "Analyzing the Role of Public-Private Partnerships in Global Governance: Institutional Dynamics, Variation and Effects" (PhD diss., The London School of Economics and Political Science, 2011).

④ 丁梦丽、刘宏松：《制度化水平、参与深度与跨国公私伙伴关系的有效性》，《世界经济与政治》2018 年第 11 期，第 80 – 117，159 – 160 页。

⑤ Daniel Nielson and Michael Tierney, "Delegation to International Organization: Agency Theory and World Bank Environmental Reform", *International Organization*, vol. 57, no. 2 (2003): pp. 241 –276.

"代理懈怠（agent slack）"，偏离成员国的委托诉求，自主采取行动。迈克尔·巴尼特（Michael Barnett）和玛莎·芬尼莫尔（Martha Finnemore）① 吸收了社会学的组织和官僚机构理论，以及历史制度主义的"路径依赖"理念，从科层结构的视角对国际组织的自主性展开研究，为制度变迁提供了新的解释路径。

第三类文献对国际制度的形式选择及成因做出了一般性理论解释。基于法律化是特殊形式的制度化，肯尼斯·W. 阿伯特（Kenneth W. Abbott）等学者在《法律化的概念》② 一文中指出，国际制度的法律化可基于义务性程度、精确性程度、授权性程度三大维度进行衡量。肯尼斯·W. 阿伯特和邓肯·斯奈德（Duncan Snidal）进一步分析国家选择高法律化水平或低法律化水平的国际制度的动因。③ 依据正式化、集中化和授权化三大维度，下列文献对单一维度的制度化水平做出解释。查尔斯·利普森（Charles Lipson）在《为何有些国际协议是非正式的？》④ 一文中对国家选择非正式国际机制的原因进行剖析。国内学者刘宏松在《正式与非正式国际机制的概念辨析》⑤ 一文中指出，国家偏好、国家对承诺的可信性需求、国家间相互依赖的结构性特征等是国家选择正式或非正式的国际机制的原因。芭芭拉·凯里迈诺斯（Barbara Koremenos）等学者从行为和后果的不确定性、行为体数量及执行问题等角度为国际制度的集中化差异提供解释。⑥ 马克·波拉克（Mark Pollack）的《欧洲共同体的授权、代理和议程设置》⑦ 和丽莎·马丁（Lisa

---

① Michael Barnett and Martha Finnemore, *Rules for the World: International Organizations in Global Politics* (Ithaca: Cornell University Press, 2004).
② Kenneth W. Abbott, Robert O. Keohane and Andrew Moravcsik, "The Concept of Legalization", *International Organization*, vol.54, no.3 (2000): p.402.
③ Kenneth W. Abbott and Duncan Snidal, "Hard and Soft Law in International Governance", *International Organization*, vol.54, no.3 (2000): pp.421–456.
④ Charles Lipson, "Why Are Some International Agreements Informal?", *International Organization*, vol.45, no.4 (1991): pp.495–512.
⑤ 刘宏松：《正式与非正式国际机制的概念辨析》，《欧洲研究》2009 年第 3 期，第 91–106 页。
⑥ Barbara Koremenos, Charles Lipson and Duncan Snidal, "The Rational Design of International Institutions", *International Organization*, vol.55, no.4 (2001): pp.771–772.
⑦ Mark Pollack, "Delegation, Agency and Agenda-Setting in the European Community", *International Organization*, vol.51, no.1 (1997): pp.99–134.

Martin)的《强制合作：解释多边经济制裁》[①]对国家授权于国际组织的行为展开理论解释。国内学者田野在《国际关系中的制度选择：一种交易成本的视角》[②]一书中指出，国家间交易产生的缔约成本和治理成本是制度形式选择的决定因素。

在考察上述文献的基础上，笔者认为关于公私伙伴关系的研究存在如下问题。

首先，对公私伙伴关系的兴起和制度化研究过于分散，缺乏系统视角。事实上，公私伙伴关系的兴起和制度化都属于制度发展的重要环节，可以实现有机统一。

其次，在分析跨国公私伙伴关系兴起的原因时，现有研究所用理论视角皆过于宏大，忽视了微观层面的个体能动性。作为国家、国际组织、私有企业、学术机构的多元合作平台，公私伙伴关系涵盖了跨国企业等微观市场经济体，传统的国家中心主义理论不利于解释混合行为体缔结的治理结构。无论是新自由主义的功能主义视角、新现实主义的利益视角，还是建构主义的观念视角，均无法解释公私伙伴关系为何唯独在20世纪90年代中后期兴起的基本事实。实际上，早在20世纪70年代，非国家行为体已经活跃在全球治理领域，公私合作的治理需求（新自由主义）和合作利益（新现实主义）一直存在，并非20世纪90年代独有。同时，公私伙伴关系在20世纪80年代已经广泛运用于发达国家内部并备受推崇，公私合作的"双赢"理念（建构主义）也不是20世纪90年代才出现。但通过考察不难发现，在1990年之前，全球治理领域的公私伙伴关系数量寥寥，影响力极为有限。由此可见，国际制度的主流理论解释没有抓住公私伙伴关系在20世纪90年代兴起的关键因素。

最后，在分析跨国公私伙伴关系的制度形式时，既有文献大多将制度化水平作为自变量，探究伙伴关系的制度化与有效性之间的因果联系，但对于什么因素影响了伙伴关系的制度化水平，现有文献尚未展开深入研究。事实上，只有厘清公私伙伴关系制度化的决定因素，才能从源头上改善公私伙伴

[①] Lisa Martin, *Coercive Cooperation: Explaining Multilateral Economic Sanctions* (Princeton: Princeton University Press, 1992).

[②] 田野：《国际关系中的制度选择：一种交易成本的视角》，上海：上海人民出版社2006年版。

关系的有效性。此外，由于制度的参与主体不同，现有的国际制度形式选择理论以主权国家为分析对象，不能直接用以解释跨国公私伙伴关系的制度化现象，进而在该领域留下研究的"空白地带"。

二、研究意义

(一) 理论意义

1. 理论贡献

针对既有理论的解释力不足，本研究的理论贡献体现在以下四点。

首先，运用制度变迁的视角，本研究将公私伙伴关系的兴起阶段与制度化阶段统筹起来，前者用于衡量公私伙伴关系的横向扩散程度，后者用于衡量公私合作的纵向深化程度。如图1.2所示，这两个阶段既构成了公私伙伴关系的发展过程，也构成了全球卫生等治理制度从传统政府间治理模式到传统政府间治理模式与公私伙伴关系模式并存的制度变迁过程。由此，借助制度变迁的理论视角，本研究对公私伙伴关系的发展过程进行了更加系统的分析。

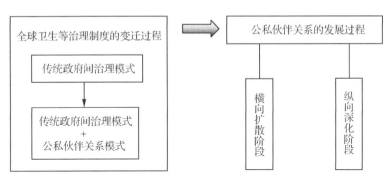

图1.2 制度变迁视角下的公私伙伴关系发展过程

来源：笔者自制

其次，针对现有国际制度理论对跨国公私伙伴关系的扩散现象解释力不足的问题，本研究在批判国家中心主义视角、制度环境因素及国际组织自主性视角的基础上，运用"政治同盟"的内生性视角，指出20世纪90年代中后期"政治创业家"(political entrepreneurs)的出现及"政治同盟"的构建是推动公私伙伴关系扩散的关键内因。"政治同盟"理论不仅弥补了制度环境这一外生性解释路径的不足，还修正了国际组织的委托-代理及科层组织理论对国家与国际组织存在先验利益分歧的假定。只有国际组织、国家与私有部门的领袖解决部门差异问题,结成跨部门同盟,才能推动跨国公私伙伴关系的扩散。在提出"政治同盟"这一主导解释因素的基础上,本研究还结合制度环境等辅助解释因素,构建出公私伙伴关系兴起和扩散的完整因果机制。

再次,针对公私伙伴关系的研究文献尚未对伙伴关系的制度化水平差异做出系统解释的问题,本研究试图修正性地[①]运用"交易成本"的视角,将公私部门之间的合作视为"交易"或"权利的让渡"。在交易过程中,国际组织等公有部门需要让出部分治理权力,与私有部门共享决策权。作为交换,私有部门需要付出资金、人员或技术成本。公私部门之间能够达成何种程度的合作,或选择哪种制度化形式,取决于双方所要付出的交易成本。据此,本研究提出了关于公私伙伴关系影响因素的五大理论假设,弥补了既有国际制度的形式选择理论对公私伙伴关系制度化差异的解释空白。

最后,整体而言,本研究挑战了国际制度研究将国际组织和国家视为单一行为体的假定,打开国际组织和国家"黑箱",以"下沉式"微观视角关注重要个体(领袖)在宏观国际制度变迁中的关键作用。同时,本研究还试图改变非政府组织、私人基金会、跨国公司等私有部门在国际制度研究中的"边缘化"叙事地位,突出非国家行为体对全球治理框架和国际制度变迁的直接影响。

据此,围绕公私伙伴关系为什么能够在全球卫生治理领域实现兴起和大发展这一核心研究问题,本研究将基于公私伙伴关系的定义、公私伙伴关系在全球卫生领域的发展阶段、公私伙伴关系在全球卫生领域的扩散原因、公私伙伴关系制度化水平的影响因素等具体问题,针对既有文献的不足做出相应的理论贡献和创新。

2. 理论解释范围

由于活跃在全球卫生领域的公私伙伴关系数量最多,发展最为完善,影响力最大,因而在考察公私伙伴关系的发展历程及这种创新型模式对全球治理结构的改变和冲击时,本研究主要聚焦在全球卫生治理视域内。但需要说明的是,本研究基于已有文献和研究假定的理论推演不限于卫生领域,还适用于全球环境、人权等公私伙伴关系活跃的其他"低级政治"领域。

---

① 微观视角的交易成本经济学和宏观视角的国家间交易成本理论不能完全解释公私伙伴关系这一混合行为体的合作模式,本研究基于公私伙伴关系的特征对原有的交易成本理论做出修正。

(二) 现实意义

首先，通过捕捉"政治同盟"和"交易成本"对公私伙伴关系的缔造及制度化的关键性影响，本研究为推动公私伙伴关系的制度发展实践提供启示。只有基于政治同盟的构建，合理调整公私部门之间的交易成本，公私伙伴关系才能不断走向稳定化和固定化，从而降低解散或终止的风险。此外，由于制度化与公私伙伴关系的绩效密切相关，通过考察影响制度化水平的核心因素与因果机制，本研究还从源头上厘清了公私伙伴关系能够获得成功的决定性因素。可以预期，基于这些因素的调整，公私伙伴关系的制度化建设将更加完善，有效性也将得到进一步提高。

其次，本研究还为中国政府参与全球卫生公私伙伴关系的方式和策略提供参考。随着全球卫生治理机构日益朝多方利益者共同参与的方向发展，积极参与并主导全球卫生伙伴关系等新型治理结构，将有助于拓宽我国参与卫生治理的渠道，提升我国在该领域的话语权和影响力。同时，积极参与卫生公私伙伴关系还有助于推动我国制药行业走上国际舞台，扩大疫苗等卫生公共物品的国际市场格局。

事实上，中国政府拥有与全球卫生公私伙伴关系合作的历史传统。早在2002年，我国和全球疫苗免疫联盟共同筹资7 600万美元，开启新生儿免费接种第一剂乙肝疫苗项目，该疫苗于2005年纳入我国《扩大国家免疫规划实施方案》，使超过20万儿童受益。随着我国国力的不断提升，我国成为全球疫苗免疫联盟史上第一个由受援国身份转变为捐助国身份的国家。2015年，我国政府在全球疫苗免疫联盟筹资大会上承诺，为全球疫苗免疫联盟自2016年至2020年战略期捐款500万美元。2010年，我国被选为遏制疟疾伙伴关系（Roll-Back Malaria，RBM）理事，任期为2年。尽管与全球卫生伙伴关系有较长的合作历史，但与发达国家和其他"金砖国家"相比，中国参与卫生公私伙伴关系的范围和深度都极为有限。

据此，深度研究国际组织、发达国家、私有企业等各个行为体如何缔结公私伙伴关系，以及公私伙伴关系的内部制度结构受到哪些因素的影响，将有助于我国政府在全面了解公私伙伴关系权力关系与机构设置的基础上，采取合理策略和措施，在积极参与伙伴关系的同时，有效提升中国在全球卫生伙伴关系制度架构下的决策权和话语权。

第三节 研究方法与案例选取

一、研究方法

如图 1.3 所示,本研究力图遵循社会科学研究中理论构建的一般路径,基于政治同盟和交易成本的理论视角,对全球卫生制度的变迁过程或公私伙伴关系的发展过程做出系统的理论解释。在选择具体的研究方法时,基于自身研究需求和条件,本研究选择了定性研究方法,具体如下。

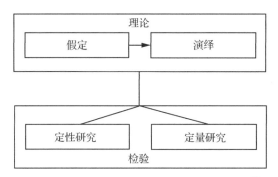

图 1.3 社会科学研究中理论构建的一般程序[①]

1. 文本解读方法

在制度变迁的第一阶段,政治同盟对跨国公私伙伴关系的"包装"宣传是伙伴关系实现合法化的重要途径。通过对政治创业家的发言文本进行解读,本研究旨在判定政治宣传对于推动公私伙伴关系扩散的重要性。与此同时,在制度变迁的第二阶段,义务性程度作为衡量公私伙伴关系制度化的关键指标,旨在揭示参与者是否有意愿达成有约束力的社会承诺。通过对公私伙伴签订的备忘录或协议文本的关键用语进行解读,本研究旨在判定公私伙伴关系的制度化水平。

2. 案例比较

在验证跨国公私伙伴关系的扩散机制理论时,本研究引入世界卫生组织

[①] Michael Nicholson, *Rationality and the Analysis of International Conflict* (Cambridge: Cambridge University Press, 1992), p.31.

和联合国儿童基金会两个行为主体，比较它们在情势变化时所做出的行为选择。同时，在验证交易成本与制度化水平之间的因果联系假设时，本研究以三个全球卫生公私伙伴关系为案例进行比较。在这一过程中，除了案例间的比较，本研究还以同一个案例内的纵向比较来补充两个案例间的横向比较。

3. 模式匹配（Pattern Matching）与过程追踪（Process Tracing）

笔者在案例研究中遵循模式匹配的逻辑，使理论预测模式和实证检验模式相匹配，如果两个模式是一致的，笔者的假说将得到有力支持。在案例分析过程中，本研究对因果关系的各个联系环节，以及由前一环节过渡到下一环节的发生机制进行过程追踪，以确保理论预期的逻辑机制与经验过程的一致性。

二、案例选取及原因

为验证政治同盟视角下公私伙伴关系扩散（兴起）的因果机制假设，本研究选取了联合国儿童基金会与世界卫生组织及其各自协调下的公私伙伴关系作为研究案例，展开过程追踪和实证检验。之所以选择这两大国际组织作为案例，一是由于它们属于卫生领域影响力较大的国际组织，这两个机构主导和参与的伙伴关系基本描绘了全球卫生伙伴关系兴起的整体图景。二是两大案例虽同属正面案例，仍凸显了案例研究的"比较"精神。两者的组织类型、组织文化、历史传统和领导人个性特征各有不同，但在政治同盟机制的作用下，各自都成功领导了公私伙伴关系的兴起和扩散。其中，与联合国儿童基金会相比，世界卫生组织更符合"最不可能案例"的特征。具体原因有以下三点：其一，与始终具有危机意识的联合国儿童基金会相比，世界卫生组织缺乏创新传统、实用意识及变革精神。其二，与长期跟私有部门合作的联合国儿童基金会相比，世界卫生组织缺乏与私有部门的合作传统。其三，世界卫生组织与私有部门之间的异质性较强。基于组织的"公利原则"和中立形象，世界卫生组织极力避免与跨国公司等私有部门展开过于密切的合作，以防"私利"腐蚀自身的道义基础和专业形象。

据此，如果缺乏变革精神、缺失与私有部门的合作传统、与私有部门异质性较强的世界卫生组织也符合"政治同盟"的理论预期，选择与私有部门展开合作，并成功推进公私伙伴关系的扩散，那么，在没有这些不利条件的国际组织（如联合国儿童基金会）内部，更有理由预期"政治同盟"解释机制的有效性。与之相比，联合国儿童基金会大规模参与和主导公私伙伴关系更加顺理成章。但由于缺少政治同盟，在 20 世纪 90 年代中后期之前，"孤独的"联合国儿童基金会没能推动伙伴关系的规模扩散。由此说明，"政治同盟"机制是全球卫生公私伙伴关系实现扩散的必要条件。因此，世界卫生组织看似"最不可能案例"，却实现了正面的结果，而联合国儿童基金会排除了其他替代解释，两个案例的选择均符合"强检验"的标准。

与此同时，为验证关于跨国公私伙伴关系的制度化水平影响因素的理论假设，本研究选取了全球疫苗领域的三个公私伙伴关系作为案例：儿童疫苗倡议（Children's Vaccine Initiative，CVI）、全球疫苗免疫联盟和国际艾滋病疫苗倡议（International Aids Vaccine Initiative，IAVI）。之所以选择这三个案例，原因在于以下三点。其一，三者同属于疫苗领域的公私伙伴关系，公私部门之间的合作内容、交易成本和制度安排具有相似性和可比性。其二，案例的选择满足了正面案例和负面案例的要求。作为全球疫苗免疫联盟的前身，儿童疫苗倡议在存续期间一直保持松散的制度结构，属于负面案例的范畴，而全球疫苗免疫联盟发展成为制度化水平较高的实体机构，属于正面案例范畴。通过对儿童疫苗倡议与全球疫苗免疫联盟的比较，本研究可在控制治理成本的前提下，比较两者让渡成本和摩擦成本对制度化水平的影响。其三，除案例间比较之外，国际艾滋病疫苗倡议和儿童疫苗倡议在发展过程中均出现交易成本和制度化水平的变化，使笔者在进行案例间比较的同时，能够实现案例内的比较。在实现案例间和案例内的"控制与比较"原则的基础上，本研究逐一对单个案例进行过程追踪，验证交易成本与制度化水平之间是否存在紧密的因果联系。

第四节　本书的结构安排

本书共有七章。

第一章为导论，提出了本书所要研究的问题，在回顾相关文献的基础上，指出了既有研究的不足之处，继而确立本书研究工作的创新意义。同时，本章还介绍了本书运用的研究方法及案例选择的原因。

第二章首先梳理了全球卫生和公私伙伴关系的定义，然后对现有定义存在的问题和分歧进行剖析。根据研究需要，本章重新界定了全球卫生公私伙伴关系的概念，并在此基础上对伙伴关系的类别划分进行探讨。通过将公私伙伴关系在全球卫生等治理领域的发展阶段划分为扩散阶段和制度化阶段，本章为下文的理论探索奠定基础。

第三章在批判国家中心主义、制度环境与国际组织自主性解释路径的基础上，基于政治同盟的内生性视角，对公私伙伴关系在卫生领域的兴起和扩散提供因果解释，以弥补既有国际制度理论对于解释公私伙伴关系扩散现象的不足。

第四章讨论了跨国公私伙伴关系的制度化，基于政治同盟在制度化阶段出现内部分化的事实，通过修正性地运用交易成本视角，围绕制度化水平的影响因素提出相关的理论假设。基于已有文献，本章将交易成本分为让渡成本、摩擦成本和治理成本，并逐一考察这些成本对制度化水平的复杂影响。

第五章是为了验证关于制度变迁第一阶段影响因素的理论假设。本章以联合国儿童基金会和世界卫生组织协调下的公私伙伴关系为考察案例，追踪和验证政治同盟视角对跨国公私伙伴关系扩散的因果解释。

第六章是为了验证关于制度变迁第二阶段影响因素的理论假设。本章选取全球疫苗领域的三个公私伙伴关系作为案例：儿童疫苗倡议、全球疫苗免疫联盟和国际艾滋病疫苗倡议。通过对上述案例展开案例间及案例内的比较，并对个案进行过程追踪，本章旨在验证关于跨国公私伙伴关系制度化水平影响因素的因果假说。

第七章为结语，在总结本书核心研究内容的基础上，对全球卫生公私伙伴关系带来的治理碎片化及合法性挑战进行反思。同时，本章从政策实践角度探讨了中国在全球卫生公私伙伴关系中的角色定位，并提出政府与企业的差异化参与策略。

第二章
制度变迁视角下的全球卫生公私伙伴关系

第一节 全球卫生公私伙伴关系的概念

一、全球卫生的概念界定

早在19世纪末20世纪初,"国际卫生"(International Health)已经成为流行术语。"国际"强调的是主权国家之间的跨国联系,"国际卫生"主要指各国政府之间的公共卫生合作政策和实践。随着卫生领域的形势变迁,"全球卫生"一词正逐渐取代"国际卫生"这一早期术语。与"国际卫生"相比,"全球卫生"具有更加丰富的内涵与鲜明的时代特征。

杰弗里·科普兰(Jeffrey Koplan)等人在《柳叶刀》杂志上给出了较为权威的"全球卫生"定义:"将改善全球人民健康状况、实现医疗公平放在首位的研究和实践领域。"[1] 这一概念的突出问题在于没有界定"全球"的范畴。科普兰等人虽指出,"全球"意指"涉及许多国家"或"具有跨国性质",但这一解释存在如下问题:"许多国家"的描述较为模糊,没有确定具体的数量基准;"跨国性质"也未能把全球(global)概念与国际(international)概念区分开来。

与科普兰等人的定义相比,博兹格米·凯尔曼(Bozorgmehr Kayvan)等

---

[1] Jeffrey Koplan et al., "Towards a Common Definition of Global Health", *Lancet*, vol. 373, no. 9679 (2009): pp. 1993-1995.

人提出的"全球卫生"定义进一步明确了"全球"的范围，扩宽了"卫生"的外延。他们指出：

> 全球卫生是一个实践、研究和教育领域，囊括了卫生及影响卫生的社会、经济、政治和文化因素。全球卫生这门学科的缘起与发展中国家的医疗需求有着密切的联系。同时，它也关注全球化进程对卫生领域的影响。全球卫生是一个跨学科领域，借助自然科学与社会科学的有益观点，旨在改善全球的健康状况及与健康相关的社会关系、生物技术。①

与科普兰的定义不同，这一定义不仅强调发展中国家的参与使卫生领域发生从"国际卫生"到"全球卫生"的演变，还关注全球化对卫生领域的影响。与科普兰相似的是，凯尔曼将全球卫生领域的外延从实践扩充到研究和教育领域。作为一个跨学科领域，全球卫生建立在公共卫生、国际卫生、生物技术等学科的基础上。凯尔曼关于全球化进程对卫生领域影响的强调，为我们界定全球卫生的范畴提供了有益启示。

从科普兰和凯尔曼的定义可以看出，"卫生"的概念并无争议，主要涉及改善人民健康状况的实践与研究领域。值得辨析的是"全球"的概念，"全球"的概念直接决定"全球卫生"的内涵和外延。基于既有研究，"全球"的概念可从以下四个方面进行理解。①

第一，"全球"用以指"无处不在""世界范围"的一切状况。若从这个角度来理解全球卫生，这一概念过于冗余。诸如肥胖或营养过剩等一些属于公共卫生领域的议题也须纳入全球卫生范畴。与此同时，"世界范围"的界定具有误导性，使得特定地区出现的疾病无法合理归入"全球"的范畴。以疟疾为例，90%的疟疾病例出现在非洲地区，照此定义，疟疾防治不应成为全球卫生议题，但这种做法显然并不符合全球卫生的精神内核。因此，从"世界范围"来理解"全球"的概念存在不合理之处。

第二，"全球"用以指"跨越国界"的问题。若从这一角度理解全球卫生，营养不良或者非传染性疾病不应属于全球卫生研究的对象，导致疾病在国家之间扩散的生活方式及风险因素却应成为全球卫生的显性议题。换言

---

① Bozorgmehr Kayvan, "Rethinking the 'Global' in Global Health: A Dialectic Approach", *Globalization and Health*, vol. 6, no. 1 (2010): pp. 1–19.

之，这一路径过于强调全球卫生的"跨国界性"，容易造成全球卫生领域关注重点的偏颇。例如，将传染性疾病及导致人员扩散的国际贸易问题作为卫生领域的核心议题，而忽视非传染性疾病的防治研究及真正对健康产生影响的全球性因素。此外，在"跨越国界"概念中，横跨国家数量的基准不明。若将影响两个及以上国家的卫生议题皆划入全球范畴，全球卫生的概念则过于繁杂。

第三，"全球"用以指"整体"或"系统"效应。基于此，全球卫生应囊括影响卫生进程的个人、区域、国家、国际及世界范围维度上的所有因素。涉及该领域的因素分析及政策报告需要考虑到各个层面的影响。从"整体"维度来理解全球卫生的路径，虽然有助于突出全球卫生状况的复杂性和联动性，但在实际的分析和评估中，这种方式过于理想化，实现难度较大。此外，任何特定议题的分析都需要涉及影响卫生结果的正面和负面因素，但由于在整体观下的影响因素过于庞杂，致病的核心因果链条很难被剥离出来。

第四，"全球"范畴用以描述"全球化进程的结果"。[①] 全球化进程催生了全球市场和全球贸易体系，促进了信息共享与经验互通，使人口在全球范围内实现流动，使环境和生态问题溢出国界，致使国家间的相互依赖不断加深。为了解决共同面临的全球性问题，各个国家合力构建出新型全球治理结构。[②] 这些全球化的结果创造出新的"社会空间"，具有显著的"超地域（supraterritorial）"特征。

如果从"全球化进程"视角理解"全球卫生"概念，则需要突出卫生领域的超地域属性。具体而言，卫生议题及决定因素可分为全球层次、跨地域层次和国家层次。[②] 全球层次涵盖全球健康治理结构、全球市场、全球信息流散、全球跨文化交际及全球环境的变迁。跨地域层次涉及跨国卫生政策、国家间贸易、国家间知识传播及维护生态系统的产品与服务。国家层次是指主权国家的公共卫生与保健服务、工作条件与失业率、教育政策、水资源卫生等。与跨地域层次和国家层次相比，全球层次的因素具有典型的超地

---

① Ilona Kickbusch, "Global Health: A Definition", 2002, accessed May 15, 2020, https://www.ilonakickbusch.com/kickbusch-wAssets/docs/global-health.pdf.

② Maud Huynen, Pim Martens and Henk Hilderink, "The Health Impacts of Globalization: A Conceptual Framework", *Globalization and Health*, vol.1, no.14 (2005): pp.1–14.

域特征，既通过复杂的因果路径对其他层次因素施加影响，又受到其他层次因素的影响。换言之，一旦卫生议题及决定因素上升到全球层面，受到全球化进程的影响，该议题便属于全球卫生的范畴。

就此而言，在卫生或疾病防治议题的本质保持不变的前提下，当人类健康的特定方面或其决定因素呈现出超地域的连接特征时，便可归为全球卫生的概念范畴。与跨国性不同，全球卫生的研究和实践的对象是全球化进程所创造的"新社会空间"，这一空间包括超国家组织、超国家制度和超地域连接。

以艾滋病、疟疾和结核病为例，基本药物的可及性是这类疾病的防治重点。由于药物的获得存在广泛的超地域联系，该领域属于典型的全球卫生议题。具体来说，药物的获得不仅与全球层级的健康治理结构有关，还与涉及药品知识产权的国际协议和贸易制度相关。国际贸易协议由世界贸易组织（WTO）等超国家组织协调制定，由主权国家签署，具有超国家性和超地域性。总的来说，由于"药品的获得"作为决定因素具有全球性，所以虽然艾滋病、疟疾、结核病在非洲地区的发病率最高，但这些疾病依然归属全球卫生议题的范畴。

可以说，只有从"全球化进程"的角度来理解全球卫生概念，依据卫生议题及其影响因素是否具备超国家性和超地域性，而不是依据疾病影响的具体国家数量和区域范围，才能够真正抓住全球卫生的核心内涵。这一视角不仅有助于界定"全球"与"国际""跨国"等概念的分野，还规避了"世界范围"及"整体"视角带来的概念冗杂问题。其中，公共卫生与国际卫生领域的行为体也可以从事全球卫生领域的研究或实践，利用自身专业知识强化外界对于全球卫生领域的关注，但这并不会模糊各领域之间的界限。

二、跨国公私伙伴关系的概念界定

公私伙伴关系最初兴起于发达国家内部。20世纪80年代，在撒切尔夫人和里根政府时期，英国和美国等发达国家为了提高行政服务效率、减少政府开支，在基础设施建设、医疗服务等领域选择与私营部门合作，进行公私合作管理和服务外包。具体而言，国内公私伙伴关系的类型可分为公私短期项目合作、公私合作管理和公私政策层面的合作。① 其中,公私短期项目合作是指政府部门就某一具体项目与私营公司签订合作合同,例如,特许权项目是指私营部门在政府特许下,为公众提供之前由政府提供的各类公共服务。公私合作管理是指政府采取财政激励措施或财政担保的方式吸引私人资本投资住房、中小企业等领域,以及各种方式的技术合作等。公私政策层面的合作是指政府就共同规范教育、交通、技术政策和城市改造等活动与私营部门展开协商与合作。

公私伙伴关系并不是发达国家独有的管理模式。近年来,在中国,政府与社会资本合作的公私伙伴关系模式发展迅速,从基础设施建设领域拓展到几乎所有的公共服务领域。根据《全国PPP综合信息平台项目管理库:2019年11月报》显示,自2014年以来,登记入库的公私伙伴关系项目多达9 399个,投资额为143万亿元;累计落地项目多达6 216个,投资额为9.5万亿元,落地率达66.1%。其中,公私伙伴关系投资额增量前五位的领域为交通运输(665亿元)、市政工程(489亿元)、生态建设和环境保护(163亿元)、旅游(74亿元)、城镇综合开发(48亿元)。②

需要强调的是,国内的公私伙伴关系不在本研究的讨论范围内,本研究关注的是全球治理领域的跨国公私伙伴关系。一旦公私伙伴关系运营环境从国家内部转向全球治理领域,伙伴关系的性质、参与行为体、目标等概念维度会相应发生改变。

20世纪90年代,随着全球化进程的加快及人类社会面临的全球挑战日益增多,公私伙伴关系开始溢出国界,成为区别于政府间治理模式的新型治理路径之一。③ 既有研究从以下五个维度对公私伙伴关系进行界定:伙伴关系的性质、公私部门的划分、目标、存续时间、活动范围。④

第一,关于伙伴关系的性质。一部分学者认为,伙伴关系的本质是基于

---

① 张万宽:《公私伙伴关系治理》,北京:社会科学文献出版社2011年版,第40页。
② 广东省财政厅,《全国PPP综合信息平台项目管理库:2019年11月报》,http://czt.gd.gov.cn/zbhz/content/post_2903152.html,访问时间:2020年1月1日。
③ Tanja Börzel and Thomas Risse, "Public-Private Partnerships: Effective and Legitimate Tools of International Governance", in Edgar Grande and Louis W. Pauly. eds. *Complex Sovereignty: Reconstructing Political Authority in the Twenty First Century* (Toronto: University of Toronto Press, 2017). pp.195–216.
④ 丁梦丽、刘宏松:《跨国公私伙伴关系的兴起及原因探究》,《复旦国际关系评论》2018年第2期,第146–151页。

协议的平等合作关系，强调合作参与方的平等性、自愿性和自主性。① 在联合国给出的定义中，伙伴关系被视为自愿性和合作性协议。在这之中，所有参与者共同实现一个目标或履行一项特定任务，共担风险和责任，共享资源和收益。②

然而，对参与方地位平等、责任收益平等的假定引来其他学者的批评。有学者认为，"伙伴关系"的定位是为了"掩盖真实的权力现实"，现实中的大部分伙伴关系都存在着不平等的权力关系。③ 这种不平等的关系不仅体现在公有部门与私有部门之间、私有部门内部，还体现在发展中国家与发达国家之间。除了横向的权力不平等，随着伙伴关系的纵向发展，权力不平等关系会逐渐显现：伙伴关系早期，所有的参与者都拥有较大的发言权，这是公私伙伴关系得以建立的重要原因；当协议签署之后，重要出资者的决策地位会变得相对显赫，权力将从非政府组织或社会团体转移到私营公司或基金会手中。④

由于具有价值评判色彩的描述容易引发争议，更合理的做法是将伙伴关系理解为一种中性的治理机制。与垂直管理模式相比，全球治理机制更多地呈现出"水平模式下多元行为体的合作管理模式"的特征，公私伙伴关系符合全球治理机制的精神内核，两者具有功能上的相似性。据此，公私伙伴关系可被界定为包括公共部门和私有部门的水平治理机制。⑤

第二，关于公私部门的划分也存在争议。关于公有部门的界定，学术界的争议较少。一般而言，全球治理语境下的公有部门，除主权国家之外，还

---

① Kent Buse and Gill Walt, "Globalisation and Multilateral Public-Private Health Partnerships: Issues for Health Policy", in Kelley Lee, Kent Buse and Suzanne Fustukian. eds. *Health Policy in a Globalizing World* (Cambridge: Cambridge University Press, 2002), p.44.

② Jane Nelson and Simon Zadek, *Partnership Alchemy: New Social Partnerships in Europe*, 2000, http://www.zadek.net/wp-content/uploads/2011/04/Copenhagen Centre_Partnership_Alchemy_New-Social-Partnerships-in-Europe_2000.pdf, accessed April 3, 2020.

③ John Hailey, "NGO Partners: The Characteristics of Effective Development Partnerships", in Stephen Osborne. ed. *Public-Private Partnerships Theory and Practice in International Perspective* (London: Routledge, 2000), p.315.

④ Ronald McQuaid, "The Theory of Partnership", in Stephen Osborne. ed. *Public-Private Partnerships Theory and Practice in International Perspective* (London: Routledge, 2000), p.10.

⑤ Tanja Börzel and Thomas Risse, "Public-Private Partnerships: Effective and Legitimate Tools of International Governance", in Edgar Grande and Louis W. Pauly. eds. *Complex Sovereignty: Reconstructing Political Authority in the Twenty First Century* (Toronto: University of Toronto Press, 2017), p.197.

包括由国家组成的政府间国际组织。公有部门主要从事社会公共产品的提供，为社会创造收益。对私有部门的界定，则具有较大争议。一些文献将私有部门与非国家行为体等同，认为私有部门可以进一步分为营利性部门和非营利性部门。其中，营利性部门包括跨国公司及与公司密切相关的商会和基金会；非营利性部门包括非政府组织、学术团体等。[1] 另一些学者认为，私有部门只包括营利性部门及相关组织，非营利性部门应该划归公有部门。[2] 同时，关于商会、基金会应划分为营利性部门还是非营利性部门也存在争议。[3]

对此，本研究将"公有部门"界定为"国家行为体"，包括国家和国家参与的政府间国际组织，将"私有部门"界定为"非国家行为体"，包括跨国营利性部门和非营利性部门。其中，营利性部门包括跨国公司及与公司密切相关的商会和基金会；非营利性部门可称为社会部门，属于政府和市场之外的社会力量，兼具非官方性与非营利性，具体包括非政府组织、学术机构、工会等。据此，如图2.1所示，参与公私伙伴关系的行为体大致分为公有部门和私有部门，又可细分为四方：国家、政府间国际组织、营利性部门、非营利性部门（社会部门）。例如，作为全球卫生公私伙伴关系的典型代表，全球疫苗免疫联盟的参与者由政府间国际组织（世界卫生组织、联合国儿童基金会）、社会部门（非政府组织、劳工组织、学术团体）和营利性部门（盖茨基金会、制药企业）共同组成。

---

[1] Peter Utting and Ann Zammit, "Beyond Pragmatism: Appraising UN-Business Partnerships", *Markets, Business and Regulation Programme Paper*, no.1 (October 2006): p.1.

[2] Benedicte Bull and Desmond McNeill, *Development Issues in Global Governance* (Abingdon: Routledge, 2007), p.7.

[3] Rober G. Ridley, "Product Development Public-Private Partnerships for Diseases of Poverty: Are There More Efficient Alternatives? Are There Limitations?" (paper presented at the workshop of the Initiative on Public-Private Partnerships for Health, London, April 2004). pp.15 – 16.

第二章　制度变迁视角下的全球卫生公私伙伴关系

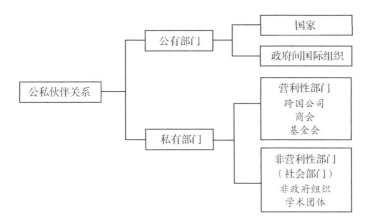

图 2.1　公私伙伴关系的部门划分

来源：笔者整理

第三，关于公私伙伴关系的目标。大部分学者认为，作为全球治理机制，公私伙伴关系旨在提供与国际社会成员休戚相关的公共物品和服务。[①] 就此，如若为政府或国际组织提供的服务不具备公共物品性质，公私部门的合作关系便不属于公私伙伴关系范畴。另有研究指出，由于不同部门之间存在目标和偏好差异，提供公共产品的目标在公私伙伴关系结构下难以实现。[②] 为了中和两种观念，有学者提出，公私伙伴关系的目标属于连续体结构，一端呈现公有部门的公共利益目标，另一端呈现私有部门的私利目标，公私伙伴关系的实际目标是双方博弈的结果，落于连续体的两端之间。[③] 公私伙伴关系的批评者进一步指出，私有部门参与全球治理将会损害公共利益。[④]

针对上述争议，本研究认为公私伙伴关系是对全球治理的回应，是为了管理特定议题领域的行为互动，故而公私伙伴关系与全球治理目标理应一致，是为了提供全球公共物品，私有部门的参与不能改变这一目标设定。纵

[①] Tanja Börzel and Thomas Risse, " Public-Private Partnerships: Effective and Legitimate Tools of International Governance", in Edgar Grande and Louis W. Pauly. eds. *Complex Sovereignty: Reconstructing Political Authority in the Twenty First Century* (Toronto: University of Toronto Press, 2017), p. 198.

[②] Eran Vigod, *Managing Collaboration in Public Administration* (Westport: Praeger, 2003), p. 64.

[③] Tanja Börzel and Thomas Risse, " Public-Private Partnerships: Effective and Legitimate Tools of International Governance", in Edgar Grande and Louis W. Pauly. eds. *Complex Sovereignty: Reconstructing Political Authority in the Twenty First Century* (Toronto: University of Toronto Press, 2017), p. 199.

[④] Judith Richter, "Public-Private Partnerships for Health: A Trend with No Alternatives?", *Development*, vol. 47, no. 2 (2004): pp. 43–48.

使私有部门具有自身偏好和利益，但研究重点应落在如何更好地管理私有部门的行为上，让其服务于公共利益，而不是从根本上否定公私伙伴关系服务于"公利"的目标设定。

第四，从存续时间看，在国内的公私伙伴关系中，有相当一部分属于短期的外包项目。在全球治理领域，为了突出公私伙伴关系作为治理机制的本质，本研究所关注的公私伙伴关系需要存在相当长的时间，短期内的公私合作项目不在讨论范围之内。

第五，从活动范围看，本研究主要讨论的是全球治理领域的公私伙伴关系，国内的公私伙伴关系不在讨论之列。

综合五大维度的辨析，笔者认为跨国公私伙伴关系可表述为跨国性公私伙伴机制（Transnational Public Private Institution，TPPI），其定义为：在全球范围内，为了提供公共物品或实现公共政策目标，公有部门、营利性部门与社会部门之间自愿达成的基于一系列规范、原则、规则和执行程序的持续性机制安排。①

三、全球卫生公私伙伴关系的概念与类型

全球化进程导致国家在卫生领域相互依存，因国民的健康状况及影响因素越来越呈现出超地域特征，国家间的合作需求催生了全球卫生治理结构。作为创新型治理机制，全球卫生公私伙伴关系属于全球层面的卫生治理结构。

综合全球卫生及公私伙伴关系的定义，全球卫生公私伙伴关系（Global Health Public Private Partnership，GHPPP）可界定为，在公众健康或其决定因素呈现出超地域特征的全球卫生领域，为了提供公共卫生服务或实现卫生领域的政策目标，公有部门与私有部门之间自愿达成的基于一系列规范、原则、规则和执行程序的持续性的机制安排。

参照不同标准，全球卫生公私伙伴关系可分为不同类别。依照主导方的不同，全球卫生公私伙伴关系可分为理事会模式、非政府组织模式和准公共权力模式。② 第一种模式是理事会模式。在这种模式下，跨国公司与公有部

---

① 丁梦丽、刘宏松：《跨国公私伙伴关系的兴起及原因探究》，《复旦国际关系评论》2018年第2期，第151页。

② Kent Buse and Andrew Harmer, "Power to the Partners? The Politics of Public-Private Health Partnerships", *Development*, vol.47, no.2 (2004): p.51.

门之间以相对平等的方式进行谈判，达成共识。理事会并不执行决策，而是通过理事会成员影响各自所在部门或公司的行为，共同实现公私伙伴关系的目标。作为典型的理事会模式，全球企业抗艾滋病联合会（Global Business Coalition on HIV/AIDS, GBC）是企业与公有部门为抗击艾滋病而组建的企业联合会。联合会下200多个跨国公司与联合国艾滋病联合规划署（The Joint United Nations Programme on HIV/AIDS, UNAIDS）、家庭健康国际组织（Family Health International, FHI）、玛丽斯特普国际组织（Marie Stopes International, MSI）展开合作，旨在利用企业的丰富资源和专业经验抗击艾滋病。第二种模式是非政府组织模式。在这种模式下，公有部门为非政府组织提供物质和财政资源，让非政府组织代为实现公共目标。第三种模式是准公共权力模式。这种模式由公有部门主导，特许私有部门能够进入市场。这种分类方式的问题在于：一方面，我们在很多情形下很难区分在公私伙伴关系内部，哪一方占据主导地位；另一方面，一些全球卫生公私伙伴关系属于公有部门与私营部门联合主导模式，不属于上述三种模式中的任何一种。

更为合理的方式是参照伙伴关系的活动性质进行分类，具体可将全球卫生伙伴关系分为药品研发、药品分配、药品捐赠、药品交付、受援国医疗能力强化、卫生项目协调、卫生标准制定等职能类别。据此，有学者将卫生伙伴关系的类别简化为平台倡议型、标准制定型、实际运营型。[①] 平台倡议型伙伴关系旨在为公有部门与私有部门之间的讨论和磋商提供平台。标准制定型伙伴关系致力于敦促公有部门与私有部门联合制定卫生政策的相关标准。实际运营型伙伴关系是指公有部门与私有部门实际从事药物研发和捐赠计划。还有学者将公私伙伴关系分为如下四类。[②] 第一类是以全球疫苗免疫联盟为代表的筹资实体，这一类型的公私伙伴关系拥有相对独立的组织实体，设立了由公有部门代表与私有部门代表参与的理事会。这类伙伴关系仅负责资金筹措与分配，并不在受援国设立实体的管理机构，而是借助当地组织的力量。第二类是关系网络实体，这一类公私伙伴关系是为了消除某种疾病，将相关方组织起来结成同盟，如遏制疟疾伙伴关系。这类伙伴关系不具备筹

[①] Marianne Beisheim and Andrea Liese, *Transnational Partnerships: Effectively Providing for Sustainable Development?* (Switzerland: Springer, 2014).

[②] 勒夫贝尔：《创新卫生伙伴关系：多元化的外交》，郭岩等译，北京：北京大学医学出版社2014年版，第20-21页。

措资金的功能,但它们同筹资类型的伙伴关系合作较为密切。第三类伙伴关系重点关注药品研发。抗疟药品事业会（Medicines for Malaria Venture, MMV）是首个关注产品研发投入的公私伙伴关系,由世界卫生组织、世界银行、制药业代表及洛克菲勒基金会共同发起。第四类公私伙伴关系属于规则制定型,负责制定卫生领域的规范、规则与标准,如国际质量认证体系。

为了进一步了解全球卫生伙伴关系的职能领域和基本图景,这里提供部分类型伙伴关系的示例,如表2.1、表2.2、表2.3所示。

表2.1 药品捐赠型全球卫生公私伙伴关系①

名称/成立年份	参与伙伴	职能	活动
伊维菌素捐赠计划（Mectizan Donation Program, MDP）/1987	世界卫生组织 世界银行 儿童生存和发展特别小组 默克公司	消除河盲症	为34个河盲症流行国家免费提供伊维菌素；捐赠总额累计5亿美元
马拉酮捐赠计划（Malarone Donation Programme）/1996	世界卫生组织 世界银行 葛兰素史克公司 儿童生存和发展特别小组 英国国家卫生研究所 美国疾病控制与预防中心 惠康基金会	消除疟疾	在全球范围内每年定向提供100万剂马拉酮药品
阿苯达唑捐赠计划（Albendazole Donation Program）/1998	世界卫生组织 史克必成公司 消除丝虫病全球计划	消灭淋巴丝虫病	累计捐赠60亿剂药品；累计捐赠10亿美元
阿奇霉素捐赠计划（Zithromax Donation Program）/1998	世界卫生组织 辉瑞公司 克拉克基金会 希尔顿基金会 比尔及梅琳达·盖茨基金会 海伦·凯勒国际 国际沙眼病防治倡议	消除致盲性沙眼	辉瑞公司捐赠价值6 000万美元的阿奇霉素；辉瑞公司和克拉克基金会出资320万美元

---

① Gill Walt et al., "Global Public-Private Partnerships: Part II—What Are the Health Issues for Global Governance?", *Bulletin of the World Health Organization*, vol. 78, no. 5 (2000): p. 701.

表 2.2　药品研发型全球卫生公私伙伴关系①

名称/成立年份	参与伙伴	职能	活动
性传播感染诊断倡议（Sexually Transmitted Infections Diagnostics Initiative, STI-DI）/1990	世界卫生组织 联合国艾滋病规划署 洛克菲勒基金会 帕斯适宜卫生科技组织	做出性传播感染的准确诊断	促进公私部门识别和分类市场需求，突破产品研发瓶颈
国际艾滋疫苗倡议（International AIDS Vaccine Initiative, IAVI）/1996	世界银行 联合国艾滋病规划署 洛克菲勒基金会 比尔及梅琳达·盖茨基金会 法国梅里埃基金会	艾滋病疫苗研发	构建艾滋病研发的共享数据库； 资助艾滋病疫苗研究； 强化发展中国家的能力建设
抗疟药品事业会（Medicines for Malaria Venture, MMV）/1999	世界银行 英国药品与健康产品工业协会 惠康基金会 洛克菲勒基金会 全球卫生研究论坛	抗疟药品的研发与商业化	世界银行每年捐赠近3 000万美元； 私有部门每年捐赠2 000万美元； 保留抗疟药品的研发专利权
合成抗疟药物项目（Synthetic Antimalarial Drug Project）/1998	世界卫生组织 英国国际发展署 史克必成公司	合成抗疟药品研发	世界卫生组织、英国国际发展署和史克必成公司各贡献资金的三分之一
疟疾疫苗倡议（Malaria Vaccine Initiative, MVI）/1999	世界卫生组织 比尔及梅琳达·盖茨基金会 帕斯适宜卫生科技组织	疟疾疫苗研发	盖茨基金会捐赠5 000万美元

---

① Gill Walt et al., "Global Public-Private Partnerships: Part II—What Are the Health Issues for Global Governance?", *Bulletin of the World Health Organization*, vol. 78, no. 5 (2000): p. 702.

表 2.3　疾病控制型全球卫生公私伙伴关系①

名称/成立年份	参与伙伴	职能	活动
消除丝虫病全球计划（Global Programme to Eliminate Lymphatic Filariasis，GPELF）/1998	联合国儿童基金会 世界银行 英国国际发展署 史克必成公司 默克公司	2020 年前消除丝虫病	史克必成 20 年内提供几十亿剂量药品； 默克公司捐赠大量伊维菌素； 支持 73 个受丝虫病影响的国家
盖茨儿童疫苗计划（Children's Vaccine Program，CVP）/1998	世界卫生组织 联合国儿童基金会 世界银行 比尔及梅琳达·盖茨基金会 帕斯适宜卫生科技组织	提高发展中国家的新型疫苗可及率	盖茨基金会捐赠累计 1 亿美元； 研发发展中国家所急需的新型疫苗产品
保卫未来（Secure the Future）/1999	联合国艾滋病规划署 百时美施贵宝 哈佛艾滋病研究中心	改善撒哈拉以南非洲地区的艾滋病状况	百时美施贵宝捐赠累计 1 亿美元； 在博茨瓦纳、莱索托、纳米比亚、南非等国家设有资助项目

第二节　制度变迁与全球卫生公私伙伴关系的发展阶段

一、制度变迁理论与跨国公私伙伴关系的发展周期

在剖析制度变迁理论的核心问题之前，需要准确界定制度及国际制度的内涵。根据道格拉斯·诺斯（Douglass North）的定义，制度是指"人为设计的用以塑造人类互动的约束"②。沃尔特·鲍威尔（Walter Powell）认为制度

---

① Gill Walt, et al., "Global Public-Private Partnerships: Part II—What Are the Health Issues for Global Governance?", *Bulletin of the World Health Organization*, vol. 78, no. 5 (2000): p. 703.

② Douglass North, *Institutions, Institutional Change and Economic Performance* (New York: Cambridge University Press, 1990), p. 3.

是要求"成员共同遵守的、按一定程序办事的规程或行动准则"①。因此，对行为体的约束力是制度概念的应有之义。在安东尼·吉登斯（Anthony Giddens）看来，由于制度在某些情况下能够起到降低交易成本、提高福利的作用，因而制度除约束能力之外，对行为体亦有协助能力。此外，制度还应具有相对持久性和稳定性。②就此而言，制度可被定义为，对行为体产生约束和助力、相对持久与稳定的社会规则。规则由观念构成，因此，从本质上来说，制度是规制化的观念。③

在国际关系特定问题领域，罗伯特·O.基欧汉（Robert O. Keohane）认为制度是指"规定行为体职责、限制行动及塑造行为体偏好的持久且互为联系的一组正式的或非正式的规则"④。基于这一定义，基欧汉将国际制度分为三种形式：一种是正式的政府间组织或跨国非政府组织；第二种是正式的国际制度，即各主权国家为管理国际社会特定领域问题而共同制定的明确规则；第三种是协约或习惯等非正式制度。⑤

斯蒂芬·克拉斯纳（Stephen Krasner）并未将国际组织实体纳入国际制度的范畴，他认为，国际制度是指一系列明示或者默示的原则、规范、规则和决策程序，行为体的预期以此为核心汇聚在一起。⑥其中，原则是指关于事实、因果和公正的信念；规范是指界定权利和义务的行为标准；规则是指指导或禁止行动的具体指令；决策程序是指执行集体决策的具体实践。克拉斯纳关于国际制度"汇集预期"功能的表述引发了争议。斯蒂芬·哈格德（Stephan Haggard）和贝斯·西蒙斯（Beth Simmons）同样认为，制度的根本特征在于"聚合的期望和行为或实践模式的集合"⑦。但另一些研究者认为，

---

① 沃尔特·W.鲍威尔、保罗·J.迪马吉奥：《组织分析的新制度主义》，姚伟译，上海：上海人民出版社2008年版，第157页。
② Lynn Zucker, "The Role of Institutionalization in Cultural Persistence", *American Sociological Review* (1977): pp. 726 – 743.
③ 唐世平：《制度变迁的广义理论》，沈文松译，北京：北京大学出版社2016年版，第5页。
④ Robert O. Keohane, *International Institutions and State Power: Essays in International Relations Theory* (Boulder: Westview Press, 1989), p. 3.
⑤ Robert O. Keohane, *International Institutions and State Power: Essays in International Relations Theory* (Boulder: Westview Press, 1989), pp. 3 – 4.
⑥ Stephen Kransner, "Structural Causes and Regime Consequences: Regime as Intervening Variables", *International Organization*, vol. 36, no. 2 (1982): p. 186.
⑦ Stephan Haggard and Beth Simmons, "Theories of International Regimes", *International Organization*, vol. 41, no. 3 (1987): pp. 495 – 496.

是否存在"汇聚的预期"带有主观色彩，难以衡量。对此，沃尔克·里特伯格（Volker Ritberger）等试图以相对客观的方式来界定国际制度，他们以"具有一定有效性程度"①来限定国际制度。然而，有效性是制度的结果，以结果来界定制度存在的前提，易陷入循环论证、同义反复的困境。

除对于"汇聚的预期"的批判之外，奥兰·杨（Oran Young）还指出，克拉斯纳的概念对于原则、规范、规则和决策程度的界定模糊不清，在国际社会现实的运用中很容易造成重叠，且指代不明。②在冷战后的国际制度研究中，更多的研究者采用了相对狭义且更加明确的定义。例如，芭芭拉·凯里迈诺斯（Barbara Koremenos）等学者提出，"国际制度是指国际行为体通过谈判达成的，对行为体行为起规定、禁止或授权作用的一系列明确安排"③。埃利诺·奥斯特罗姆（Elinor Ostrom）把国际制度界定为"对国际行为体行为起禁止、要求或授权作用的一系列规则"④。约翰·米尔斯海默（John Mearsheimer）认为国际制度是"规定国家之间竞争与合作关系的一系列规则"⑤。这些定义的共同特点是，突出了国际制度的约束或管制能力，排除了国际实践中的默示安排，使国际制度的研究议题更加清晰，并将制度概念和制度有效性相区分。

鉴于此，结合政治学的制度定义，可以将国际制度界定为，在国际关系特定问题领域，通过谈判共同达成的，对国际行为体的行为起到管制或助力作用的一系列稳定的明确安排。基于跨国公私伙伴关系及国际制度的定义，笔者认为跨国公私伙伴关系属于国际制度的范畴，而制度或国际制度的变迁理论自当适用于分析跨国公私伙伴关系现象。

制度变迁理论首先需要解决的根本问题在于，是将变迁视为制度生活的

---

① Rittberger Volker, *International Regimes in East-West Politics* (London: Pinter Pub Ltd, 1990), p. 3.

② Oran R. Young, "The effectiveness of international institutions: hard cases and critical variables", in Rosenau J N. And Czempiel E-O. eds. *Governance without Government: Order and Change in World Politics* (Cambridge: Cambridge University Press, 1992). pp. 160 – 194.

③ Barbara Koremenos, Charles Lipson and Duncan Snidal, "The Rational Design of International Institutions", *International Organization*, vol. 55, no. 4 (2001): p. 762.

④ Elinor Ostrom, *Governing the Commons: Evolution of Institutions for Collective Action* (Cambridge: Cambridge University Press, 1990), p. 139.

⑤ John Mearsheimer, "The False Promise of International Institutions", *International Security*, vol. 19, no. 3(1994): pp. 5 – 9.

常态，还是将之当作稳定状态之外的"断裂"。在理性选择制度主义看来，制度是理性人设计的产物，具有天然的不稳定性，新的激励动力可以随时使制度发生改变。若从这个视角理解制度变迁，将制度变迁视为连续性变量，则制度层面发生的各种程度的变化都可以纳入变迁范畴。与之相对，规范制度主义认为，制度内行为体一旦开始学习并内化某种价值或规范，这种价值或规范将会支撑制度持续下去。历史学制度主义同样认为，制度长期处于均衡状态，不会轻易发生改变，只有打破均衡，产生制度"断裂"，变迁才可能发生。若从上述的二分视角来理解制度变迁，则制度只存有"变"与"不变"两种状态。

在政治学研究中，"改革"与"转型"两个概念在一定程度上弥合了制度变迁作为二分变量或是连续性变量的分歧。改革是在已有的制度框架下，以相对温和的方式推动制度发生渐变，是对既有制度的修补与完善。转型则强调从一种制度向另一种制度的根本性变化，具有彻底性与系统性。因此，若将制度变迁视为连续性的过程，制度的"改革"与"转型"都可作为考察对象；若从二分视角来理解制度变迁，发生根本性变化的制度"转型"将成为研究重点。

无论是对现有制度的渐变式改革，还是彻底推翻现有制度并创设新制度，制度变迁皆是一种政治过程。诺斯进一步将这一过程划分为五个步骤：第一，形成推动制度变迁的核心集团，即对制度变迁起主要作用的集团；第二，提出有助于制度变迁的方案；第三，根据制度变迁的原则对方案进行评估和选择；第四，形成推动制度变迁的第二行动集团，即起次要作用的集团；第五，两个集团共同努力去实现制度变迁。[①] 也有学者将制度变迁划分为"产生关于制度安排的观念""展开政治动员""争夺制度设定权""制定规则""合法化、稳定化与复制"等五个阶段。[②]

与国内政治制度相比，国际制度更加脆弱，也更易发生变化。这是由于，在无政府状态下，国际制度的维持和遵守缺乏中央政府的强制推动，更容易遭受破坏，发生变化。除脆弱性之外，国际制度与国内政治制度并无本

---

① 道格拉斯·C.诺思：《经济史中的结构与变迁》，陈郁等译，上海：上海三联书店1994年版，译者序第8页。

② 唐世平：《制度变迁的广义理论》，沈文松译，北京：北京大学出版社2016年版，第60页。

质区别，同等适用制度变迁的相关理论。

如前所述，跨国公私伙伴关系属于国际制度的范畴。作为一种创新型国际制度，跨国公私伙伴机制挑战了传统的政府间合作模式，使全球治理模式出现传统政府间治理模式向传统模式与公私合作治理模式并存的转变。这种转变更加符合政治学中的"改革"模式，即跨国公私伙伴关系不会完全取代政府间合作模式。2003年，联合国可持续发展委员会（United Nations Conference on Sustainable Development，CSD）召开十一届会议时指出：作为创新型机制，公私伙伴关系是政府间合作模式的补充，并非取代。

虽不是根本意义上的颠覆，伙伴关系却推动了特定全球治理领域的深刻变革，这一变迁过程突出表现在全球卫生领域。[①] 20世纪90年代末到21世纪初，全球疫苗免疫联盟，抗击艾滋病、结核病和疟疾全球基金（Global Fund to Fight AIDS, Tuberculosis and Malaria，简称"全球基金"）等全球卫生公私伙伴关系的创立，促使其所关注领域的研发及援助活动发生了翻天覆地的变化。这一新型合作机制打破了卫生领域政府间合作模式的"一统天下"，改变了一些国际组织"过于官僚主义、行动缓慢、有权力且傲慢、不让私有部门有一席之地"[②] 的局面。这一过程被描述为全球卫生领域内公有部门向私有部门的"权力转移"。

作为创新型国际机制，全球卫生伙伴关系的出现、扩散和制度化的发展过程，相对完整地呈现了该领域从政府间治理模式到传统模式与公私治理新型模式并存的变迁过程。[③]从本质上来说，全球卫生领域的制度变迁过程与跨国公私伙伴关系的发展过程是基本重叠的。

如图2.2所示，基于制度发展的生命周期视角，全球卫生公私伙伴关系的完整发展阶段可分为出现、扩散、制度化（成熟）和衰退阶段。作为全球卫生治理的新型合作模式，全球卫生公私伙伴关系已经历前三个阶段，但目前尚未进入衰退阶段。其中，出现是指公私伙伴关系合作模式在全球卫生治理领域的零星出现，这一阶段的公私伙伴关系在全球卫生治理领域数量较

---

① 这同样是本研究选择全球卫生作为考察领域展开制度变迁研究的核心原因。
② Farmer Garrett, "From 'Marvelous Momentum' to Health Care for All: Success Is Possible with the Right Programs", *Foreign Affairs*, vol. 86（March/April 2007）: p. 155.
③ 需要注意的是，全球卫生治理领域的公私合作新模式并未取代原有的政府间治理模式，而是作为对原有制度的补充与完善。

少，影响力较小，未能对传统的全球卫生治理制度形成挑战。扩散是指跨国公私伙伴关系在全球卫生治理领域的大规模传播和涌现。这一阶段描述的是公私伙伴关系在数量上的激增，以及对传统的政府间合作模式形成的冲击。制度化是指跨国公私伙伴关系在全球卫生等治理领域逐渐进入成熟期，也即深度发展阶段。这一阶段，公私伙伴关系在经历了广泛的传播和扩散之后，一部分成功实现制度化，另一部分则陷入制度化停滞，或遭遇解散，造成公私伙伴关系数量曲线呈下滑趋势。跨国公私伙伴关系治理模式发展越成熟，全球卫生治理制度的变迁进程就越深入。衰退阶段是指跨国公私伙伴关系经历漫长的发展，被全球卫生治理行为体逐渐抛弃，直至完全退出相关治理领域。

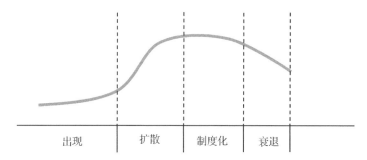

图 2.2　全球卫生领域跨国公私伙伴关系的发展周期

来源：笔者自制

总的来说，制度变迁理论视角完全适用于分析跨国公私伙伴在全球卫生领域的发展阶段和特征。值得强调的是，跨国公私伙伴关系在全球卫生治理领域的（零星）出现无法对传统的卫生治理制度造成冲击和影响，只有公私伙伴关系进入大规模扩散阶段，才能真正开启全球卫生治理制度由国家间合作向国家间合作与公私合作并存的变迁周期。而跨国公私伙伴关系的制度化会进一步加快这一制度变迁进程。又因跨国公私伙伴关系目前在全球卫生领域仍处于上升阶段，尚未进入衰退阶段，现阶段对全球卫生治理制度变迁产生实质影响的是全球卫生公私伙伴关系的扩散与制度化。在不同的发展阶段，跨国公私伙伴关系呈现出不同的发展特征，主导因素也有所不同。因此，在深入分析制度变迁或跨国公私伙伴关系发展的影响因素之前，有必要对伙伴关系的两大发展阶段进行探讨。

二、全球卫生公私伙伴关系的发展阶段

早在20世纪70年代，公私伙伴关系已在全球卫生领域出现。例如，1975年，世界卫生组织、联合国开发计划署、世界银行和联合国儿童基金会与基金会、私人企业、研究机构等私有部门展开合作，共同建立了热带病研究和培训特别规划署（Special Programme for Research and Training in Tropical Diseases，TDR）平台。但直到20世纪90年代中后期，跨国公私伙伴关系在全球卫生领域才真正兴起。

（一）制度变迁的第一阶段：全球卫生公私伙伴关系的横向扩散

作为创新治理模式，公私伙伴关系的零星出现不足以推动全球卫生治理制度的变迁。只有这一新型治理模式在横向上实现数量激增与规模扩散，在卫生治理领域产生规模效应和影响力，才标志着制度变迁周期的开始。

20世纪90年代，相较于苏东经济治理模式的崩塌，新自由主义经济理念被广泛传播，私有化的治理模式开始从国家内部外溢到全球治理领域。1992年，在巴西里约热内卢召开的联合国环境与发展大会成为全球治理领域公私伙伴关系发展的转折点，会上通过了《21世纪议程》（简称《议程》）。《议程》强调九大主要团体在议程的实施上发挥着关键作用，这九大团体包括妇女、儿童、原住民、非政府间组织、地方当局、工人和工会、工商界、科技共同体、农民。《议程》第三十章第七点明确规定："政府与工商界应该加强联系，建立伙伴关系，共同执行可持续发展的原则和规范。"① 1995年，联合国秘书长在联合国可持续发展委员会（CSD）的报告中指出："发展与主要团体的伙伴关系是成功实现《21世纪议程》的必备条件之一。"②

2002年，在约翰内斯堡第二次世界可持续发展峰会上，联合国秘书长科菲·安南大力呼吁加强与私有部门的合作，并提出公私伙伴关系的新型治理模式是实现联合国千年发展目标的核心途径之一。在联合国机构的倡导下，2002年至2004年，跨国公私伙伴关系出现了井喷式增长，这一时期伙伴关

---

① Agenda 21, Chapter 30, Point 7, 3–14 June, 1992, accessed May 3, 2020, https://sustainabledevelopment.un.org/outcomedocuments/agenda21.

② Jens Martens, *Multi-stakeholder Partnerships: Future Models of Multilateralism?* (Berlin: Friedrich-Ebert-Stiftung, 2007), p. 13.

系发起数量高达 670 个。在所有的全球治理领域中,全球卫生领域的公私伙伴关系所占比重最高,约为 21.2%(图 2.3)。全球卫生领域成为跨国公私伙伴关系最为活跃的治理领域。

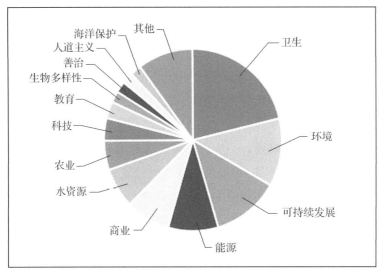

图 2.3　跨国公私伙伴关系的领域分布（2011 年）①

作为全球治理领域变迁的缩影,20 世纪与 21 世纪之交见证了卫生领域国际合作的新变化,具体表现为卫生援助的大幅增加、卫生领域参与主体的多元化及公私伙伴关系的兴起。冷战结束带来了国际格局的转变,援助不再完全基于政治考虑。在卫生领域,国际社会开始关注人类健康与经济发展之间的联系,新的医学研究成果使对一些疾病的有效控制成为可能,同时,卫生领域的援助资金开始增加,从 1990 年的 56 亿美元增加到 2008 年的 282 亿美元。② 为了激励研发欠发达国家支付得起的药品和疫苗,数以亿计的资金流向艾滋病、疟疾和肺结核等疾病的防治领域。③ 联合国千年发展目标(Millennium Development Goals,MDGs)列出卫生领域的政策目标:儿童死

---

① Rebecca Homkes, "Analyzing the Role of Public-Private Partnerships in Global Governance: Institutional Dynamics, Variation and Effects" (PhD diss., The London School of Economics and Political Science, 2011).

② Institute for Health Metrics and Evaluation, *Financing Global Health* 2012: *The End of the Golden Age?* (Seattle: University of Washington, 2012).

③ Ravishankar Nirmala et al., "Financing of Global Health: Tracking Development Assistance for Health From 1990 to 2007", *The Lancet*, vol. 373, no. 9681 (2009): p. 2113.

亡率降低三分之二，孕产妇死亡率降低四分之三，遏制并减少艾滋病、疟疾、结核病及其他传染疾病的传播。

除政府援助资金之外，以盖茨基金会（Bill and Melinda Gates Foundation）为代表的私有部门投入成为新的资金增长点。在全球卫生援助领域，1990年，仅15%的援助资金来自非政府组织和基金会。2007年，私有部门的卫生援助份额翻了一番，占总额的30%。[1]

由于私有部门影响力逐渐扩大，卫生领域参与主体不断多元化。事实上，在联合国相关机构和世界卫生组织成立的最初几十年时间内，几乎没有其他国际行为体具有影响全球卫生议程的政治和财政实力。自20世纪90年代以来，随着全球化的加速，卫生议题首先从封闭的世界卫生部门外溢到其他多边机制，成为八国集团（G8）和世界经济论坛的讨论重点。联合国安理会也开始关注艾滋病防治等卫生议题。同时，私营部门与非政府组织成为全球卫生领域的新兴力量，盖茨基金会及辉瑞、诺华、葛兰素史克等制药公司在艾滋病、结核、疟疾等传染性疾病和儿童营养缺乏症等疾病防治方面扮演重要角色。以无国界医生（MSF）、乐施会（Oxfam）、国际救助贫困组织（CARE）为代表的国际非政府组织也在应对突发卫生事件、提高药物可及性等卫生议题的政策制定方面发挥了关键作用。

另外，随着私有部门在全球卫生领域资金投入的增多及话语权和参与度的提升，强调平等关系的公私伙伴关系模式开始涌现。全球卫生公私伙伴关系由来已久，如1975年的热带病研究与培训特别计划（TDR）。但在20世纪90年代以前，非洲国家从未得到过世界卫生组织、联合国儿童基金会、世界银行等国际组织、慈善基金会及大批企业如此"青睐"。近年来，创新型公私伙伴关系已经成为许多发展中国家接受卫生援助的首选筹资机制。以世界卫生组织参与的公私伙伴关系为例，其数目在20世纪90年代之后逐渐上升，并在1999—2004年达到高峰，直到2006年之后才进入相对的"冷静期"，这一发展过程与全球治理领域公私伙伴关系的整体发展趋势是吻合的。[2]

---

[1] 勒夫贝尔：《创新卫生伙伴关系：多元化的外交》，郭岩等译，北京：北京大学医学出版社2014年版，第25页。

[2] Liliana B. Andonova, *Governance Entrepreneurs: International Organizations and The Rise of Global Public-Private Partnerships* (London: Cambridge University Press, 2017). p.155.

截至 2004 年，共有 91 项卫生公私伙伴关系登记在卫生公私伙伴关系倡议（Initiative on Public-Private Partnerships for Health, IPPPH）数据库。2010 年，国际药品制造商协会联合会（International Federation of Pharmaceutical of Manufacturers & Associations, IFPMA）发布《世界卫生伙伴关系目录（2010）》。参照 IFPMA 的《世界卫生伙伴关系目录（2010）》，图 2.4 呈现了卫生伙伴关系的整体发展情况。大多数伙伴关系聚焦于妇婴与儿童健康、艾滋病、疟疾、心血管疾病、癌症等卫生议题领域。图 2.5 呈现了制药公司参与全球卫生伙伴关系的情况。其中，共有 27 家大型制药公司参与卫生伙伴关系，赛诺菲、葛兰素史克、诺华、百时美施贵宝、辉瑞等制药巨头占据了公私伙伴关系数量的一半以上。

由于全球卫生包括健康领域的实践和研究，全球卫生伙伴关系文献数量的增加也能从侧面反映公私伙伴关系的兴起与扩散。如图 2.6 所示，PubMed 数据库关于全球卫生公私伙伴关系的文章数量逐年递增。在 20 世纪 90 年代之前，几乎没有关于卫生伙伴关系的研究，1995—2005 年出现跳跃式增长，在 2005 年之后进入稳定增长阶段。研究领域的增长趋势与全球卫生公私伙伴关系的兴起趋势是基本吻合的。

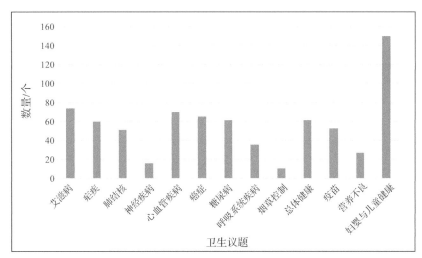

图 2.4　不同卫生议题的公私伙伴关系数量（2010 年）①

---

① Janelle Winters, "The surge of public-private partnerships for health since the millennium", *Glob. Health Gov. Progr. Blog* (2017).

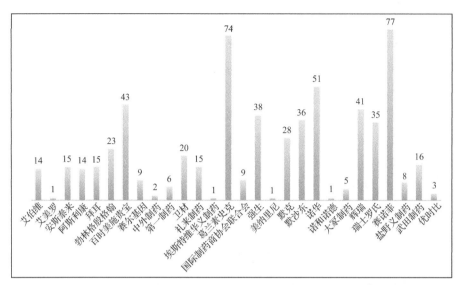

图 2.5 制药公司参与的公私伙伴关系数量（2010 年）①

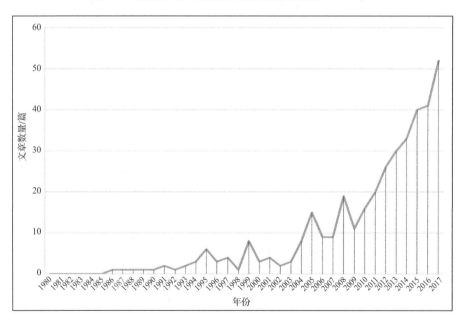

图 2.6 关于全球卫生公私伙伴关系的文章数量②

---

① Janelle Winters, "The surge of public-private partnerships for health since the millennium", *Glob. Health Gov. Progr. Blog* (2017).

② Pubmed, accessed March 1, 2020, https://pubmed.ncbi.nlm.nih.gov/? term = global + health + public + private + partnership.

在全球卫生领域，这些世纪之交涌现出的公私伙伴关系履行着广泛的职能，包括卫生议程设定、筹资、研发、向各国提供技术援助及规范和标准制定等。在发展中国家的卫生援助工作中，跨国公私伙伴关系是药物和医疗服务的主要提供者，例如，为艾滋病人提供抗逆转录病毒疗法，为疟疾防治提供消毒蚊帐，为预防腹泻或乙肝等疾病提供疫苗服务。

2001年，世界卫生组织框架下的宏观经济与健康委员会提交了一份关于发展与健康问题的报告，这份报告敏锐捕捉到了卫生领域的这些新变化。报告指出：良好的健康状况将对经济增长产生显著的正向影响，为改善中低收入国家的健康状况，国际社会与国家的资源投入应适度向卫生领域倾斜；除建议增大资金投入之外，还应鼓励囊括私有部门的公私伙伴关系在卫生领域发挥更重要的作用。[1]

在2000年前后出现的全球卫生公私伙伴关系中，全球基金拥有广泛的影响力，被认为"改变了全球卫生政策制定的环境和背景"。全球疫苗免疫联盟和全球基金甚至与世界卫生组织、联合国艾滋病规划署、联合国儿童基金会、联合国人口基金会、世界银行、盖茨基金会等组织一起被称为全球卫生八大机构（H8）。

作为结构完备的全球卫生公私伙伴关系，全球疫苗免疫联盟和全球基金在卫生领域的影响力不断扩大，卫生援助规模甚至超过世界卫生组织等联合国机构。截至2010年，两大机构所控制的资金额累计超过400亿美元（含2011年的认捐金额）。2010年，两大机构的拨付金额约为60亿美元，大致相当于2010年官方发展援助资金总额的5%。这两大卫生伙伴关系很大程度上弥补了世界银行和世界卫生组织在传染性疾病应对方面的不足，伙伴关系的上游连接联合国机构、学术专家及智囊团，以实现研究、政策咨询、资源动员和资金管理等功能，下游连接公有部门和私有部门在国家层面的执行机构，以展开具体的援助工作。

公私合作的创新形式并不仅限于多边层面。2003年，美国国会引入并通过了《2003年美国领导防治艾滋病、结核病和疟疾法案》，得到参众两院的批准。该法案同意在5年内拨款150亿美元，通过多边和双边渠道，支持发

---

[1] 勒夫贝尔：《创新卫生伙伴关系：多元化的外交》，郭岩等译，北京：北京大学医学出版社2014年版，第20页。

展中国家抗击艾滋病、结核病和疟疾。① 该法案协调美国国际开发署、疾病预防控制中心、国际卫生研究院等双边援助机构的行动,并呼吁这些双边机构与信仰组织和私营企业建立伙伴关系,降低艾滋病的发病率。2004年,美国政府基于该法案为全球基金贡献了三分之一的捐款。2008年7月,美国国会再次通过该法案,并扩展了2003年的法案内容,呼吁在5年内拨款480亿美元,其中390亿美元用于艾滋病防治,50亿美元用于疟疾防治,40亿美元用于结核病防治。

综上所述,20世纪最后几年和21世纪初期见证了卫生领域的变化,私有部门的捐赠额在卫生援助中比例不断攀升,卫生领域的行为体不断多元化,这些非国家行为体基于财力和影响力的扩大,产生了与公有部门平等参与卫生治理的需求,突出表现为跨国公私伙伴关系在卫生领域的涌现与扩散。

(二) 制度变迁的第二阶段:全球卫生公私伙伴关系的纵向制度化

作为创新型制度,公私伙伴关系的大规模扩散并不代表全球卫生治理制度变迁的完成。在经历横向扩散之后,大部分公私伙伴关系进入深化合作阶段,具体包括公私部门之间协议的签订、合作规则的制定、实体机构的设立等。

作为衡量参与者合作深度和制度完善程度的标准,伙伴关系的制度化(institutionalization)是全球卫生治理制度变迁的关键环节,决定了公私伙伴关系这一创新模式的稳定性和持续性。一旦伙伴关系的参与方做出有拘束力的社会承诺,制定清晰的规则和战略计划,构建集中化的结构和监督程序,公私伙伴关系将会变得更加稳定。

在国际制度研究领域,肯尼思·W. 阿伯特(Kenneth W. Abbott)等人提出了法律化(legalization)意义上的制度化概念。他们指出,作为一种特殊形式的制度化,法律化是指国际制度拥有的一系列特点:义务性(obligation)程度、精确性(precision)程度、授权性(delegation)程度。② 义务性程度是

---

① 陈征:《美国人如何在非洲推进公共外交》,2018年8月16日,https://opinion.huanqiu.com/article/9CaKrnKbp8k,访问时间:2020年1月2日。

② Kenneth W. Abbott et al., "The Concept of Legalization", *International Organization*, vol.54, no.3 (2000):p.402.

指国家或者其他行为体受到一系列规则和承诺的约束,特别是指行为体的行为在国际法的一般性原则、程序和话语下受到审查。精确性程度是指国际制度对参与者行为做出清晰规定。授权性程度是指第三方被授予权威来实施、解读和运用规则,解决争端,以及制定详细的规则和程序。

参照阿伯特提出的三大维度,如表2.4所示,作为创新型国际制度,公私伙伴关系的制度化水平同样可用义务性程度、精确性程度、授权性程度来衡量,但三个维度的内涵发生了相应改变。[①]

表2.4 跨国公私伙伴关系的制度化水平

制度化水平	义务性程度	精确性程度	授权性程度	
			集中化	监督强度
高	参与伙伴签订协议,做出社会承诺	详细的规则:允许有限的解读	稳定的机构;外部和内部监督	
中	参与伙伴签订协议,但允许例外条款	详细的规则:允许随意解读	半集中化机构;内部监督	
低	参与伙伴没有做出任何限制性承诺	宽泛的规则:难以服从和执行	无实体机构;缺乏内部或外部监督	

来源:笔者整理

首先,就义务性程度而言,与国际制度不同,公私伙伴关系的约束对象除了公有部门,更多的是私有企业和非政府组织。国际法的约束对象主要是主权国家,我们不应将"是否签订具有国际法拘束力的规则或协约"用于衡量公私伙伴关系的义务性。义务性的本质在于衡量参与方是否愿意做出承诺,约束自身行为。对于公私部门来说,对伙伴关系做出的承诺是基于建构意义的,本质属于社会性承诺,而非法律性承诺。

其次,就精确性程度而言,公私伙伴关系与国际制度并无本质不同,皆强调规定的细致程度。对于伙伴关系而言,精确性程度是用以衡量伙伴关系的目标、战略计划、规章、决策程序等方面的详细程度,以及留给伙伴关系的解释空间大小。

最后,就授权性程度而言,国际制度的授权强调的是第三方的仲裁、争

---

① Kenneth W. Abbott et al., "The Concept of Legalization", *International Organization*, vol. 54, no. 3 (2000): pp. 401–419.

端解决和管辖权。公私伙伴关系并不适用国际法，其授权维度的焦点在于，公私部门是否愿意将权力授予伙伴关系平台。据此，可进一步将授权性细化为集中化与监督强度，前者用来描述公私伙伴关系是否享有参与方的授权，建立了集中化的机构，后者用来描述公私伙伴关系是否受到外部或内部的监督。

通过考察不难发现，在不同伙伴关系内部，公有部门与私有部门之间的合作深度存在较大差异。在数量繁多的全球卫生伙伴关系中，一部分伙伴关系保持松散的机构设置，没有独立的秘书处和管理机构；而另一部分伙伴关系拥有独立的法律地位，颁布了完善的规章制度，设立了分工明确的职能部门，俨然发展成为国际实体机构。基于义务性程度、精确性程度、授权性程度三大标准，部分全球卫生公私伙伴关系的制度化水平如表2.5所示。

表2.5 部分全球卫生公私伙伴关系的制度化水平①

全球卫生公私伙伴关系名称	类型	义务性程度	精确性程度	授权性程度
全球疫苗免疫联盟	服务	高	高	高
全球基金	服务	高	高	高
全球消除麻风病联盟	服务	中	中	低
国际艾滋病疫苗倡议	知识	低	低	低
	服务	高	高	中
促进肥皂洗手公私伙伴关系	知识	低	低	低
遏制疟疾伙伴关系	服务	低	低	低
儿童疫苗倡议	服务	低	低	低

由此可见，经历了世纪之交的横向扩散之后，目前，公私伙伴关系已经进入制度化阶段，公私部门之间的合作关系不断深化。受到多重因素的影响，各个公私伙伴关系的制度化水平参差不齐。在制度变迁的这一重要阶段，伙伴关系的整体制度化水平越高，公私合作关系的稳定性越强，制度变迁进程就越顺利。相反，制度化结构越松散，伙伴关系面临的解散或终止风险越大，而伙伴关系的大规模解体则标志着制度变迁整体进程的停滞或倒退。因此，在实现扩散的基础上，如何推动公私部门之间的深度合作，促进

---

① Marianne Beisheim and Andrea Liese, *Transnational Partnerships: Effectively Providing for Sustainable Development?* (Switzerland: Springer, 2014), p.39.

伙伴关系合作模式实现制度化和稳定化，成为制度变迁第二阶段的主要议题。

小　结

在界定全球卫生和公私伙伴关系概念的基础上，本章给出全球卫生伙伴关系的定义，突出了全球卫生的"超地域"特征和公私伙伴关系的治理制度本质。作为公有部门与私有部门达成的机制安排，全球卫生公私伙伴关系旨在提供全球卫生服务或实现卫生领域的政策目标。根据主导部门或功能领域的不同，全球卫生伙伴关系可分为不同的类别。

在揭示跨国公私伙伴关系的发展过程与全球卫生领域的制度变迁过程基本一致的基础上，本章将对制度变迁产生实质影响的全球卫生公私伙伴关系发展阶段划分为横向扩散阶段与纵向制度化阶段。前者强调公私伙伴关系在全球卫生领域的数量激增，后者强调公私部门之间的纵向合作深度。作为制度创新，公私伙伴关系只有在规模扩大之后，实现制度化和固定化，才能以更加稳定的制度形态融于原有的全球卫生治理结构。在对全球卫生伙伴关系的发展阶段做出梳理和探讨之后，下文将对制度变迁每一阶段的主导影响因素进行考察。

第三章 跨国公私伙伴关系的扩散机制

扩散的本质是制度的兴起与规模复制。早在20世纪70年代，公私伙伴关系的制度模式已经在卫生、环境和人权等全球治理领域出现，但在1990年之前，公私伙伴关系的数量较少，影响力有限。直至20世纪90年代中后期，公私伙伴关系开始在全球卫生等治理领域扩散，并于2000年至2004年达到第一波数量高峰（图3.1），由传统政府间治理模式转向传统政府间治理模式与公私伙伴关系模式并存的制度变迁进程由此发端。

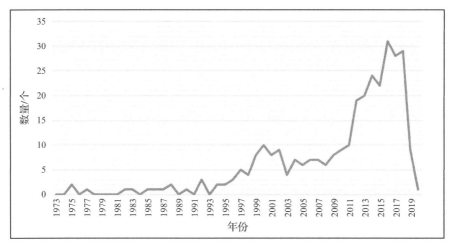

图 3.1 全球卫生伙伴关系（GHP）的建立时间（1973—2020年）[①]

注：2017年后，新建全球卫生伙伴关系的数量减少，这并不代表伙伴关系走向衰退，而是意味着全球卫生伙伴关系在一段时间内保持数量的快速增长后正走向扎根发展阶段。此外，尽管2017年后新建伙伴关系数量在减少，但已建立的代表性伙伴关系的影响力在持续扩大。

---

① 笔者参照国际制药企业协会联合会（IFPMA）、世界卫生组织（WHO）、联合国儿童基金会（UNICEF）官网数据整理得出。

值得探讨的是，作为制度变迁的第一阶段，公私伙伴关系在全球卫生等治理领域的扩散为何发生在 20 世纪 90 年代？是什么因素导致了伙伴关系在这一时期的兴起？又是何种因素阻碍了伙伴关系在 1990 年之前的扩散？

第一节　国际制度理论视角与跨国公私伙伴关系的兴起

跨国公私伙伴关系属于国际制度，而国际制度是政治制度的特殊形式。要解释公私伙伴关系这一创新型国际制度的兴起，需要从新制度主义政治学的流派中寻找理论根源。新制度主义政治学以"制度至关重要"为起点，为行动者的服从行为提供不同视角的解释。

新制度主义政治学理论可分为三大流派：理性选择制度主义、历史制度主义、社会学制度主义。国际制度理论从这些理论流派中汲取营养，为跨国公私伙伴关系现象提供了不同视角的理论解释。马奇与奥尔森曾一针见血地指出，制度变迁研究中的核心因素与环境、制度和能动者三大系统有关。[①] 若我们以三大系统之一的制度作为研究对象，将变迁作为制度的特性之一，制度变迁的动力则主要来源于制度环境和能动者。在国际政治的视域下，能动者主要分为国家与国际组织。因此，如图 3.2 所示，基于新制度主义政治学，国际制度理论从国家中心主义、制度环境、国际组织自主性三大视角出发，对跨国公私伙伴关系的兴起和扩散做出解释。

[①] 詹姆斯·G. 马奇、约翰·P. 奥尔森：《重新发现制度：政治的组织基础》，张伟译，北京：生活·读书·新知三联书店 2011 年版，第 56 页。

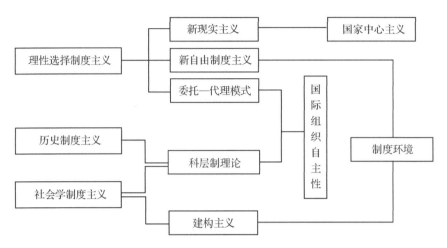

图 3.2　国际制度理论对制度变迁的解释

来源：笔者自制

一、国际制度理论的解释视角

（一）国家中心主义视角

如图 3.2 所示，理性选择制度主义可细分为三大支流，其共同假定为，制度框架下的行为体具有能动性，秉持效用最大化原则，对制度的约束和激励做出理性回应。理性选择制度主义的第一种视角认为，制度变迁是理性个体政治博弈的结果。① 这一视角突出了重要个体对于制度形成与变迁的主导作用。伊泰·赛涅德（Itai Sened）认为，创制或改制的关键在于主要行为体将自身意愿强加给他者的能力，这种能力以政治权力为支撑。②

在国际制度理论中，新现实主义理论同样强调政治权力之于制度变迁的重要作用。新现实主义理论认为，国家是追逐利益最大化的理性行为体，国际制度安排是国家间权力结构的反映，国际组织既不具备自主性，也不具有影响国家行为或政治后果的能力。因此，只有符合自身利益，拥有政治权力的大国才会将变革意愿强加于他国，国际制度变迁才有可能发生。换言之，

---

① B.盖伊·彼得斯：《政治科学中的制度理论：新制度主义》（第 2 版），王向民等译，上海：上海人民出版社 2011 年版，第 60 页。

② Itai Sened, "Contemporary Theory of Institutions in Perspective", *Journal of Theoretical Politics*, vol. 3, no. 4(1991): pp. 379 – 402.

大国利益与偏好是制度变迁的根本动力，国际组织或制度本身并不具备能动性。

新现实主义理论对于全球卫生等领域发生的制度变迁缺乏解释力。对于大国权力的过分强调，使新现实主义忽略国际组织的自主性，忽视非国家行为体在一些低敏感议题领域的突出作用。作为新型治理制度，跨国公私伙伴关系是成员国、国际组织及私有部门互动的产物，新现实主义理论无法为跨国公私伙伴关系这一新型治理模式提供有效解释。

（二）制度环境视角

1. 新自由制度主义理论

如图3.2所示，在理性选择制度主义的三大分支中，第二类视角受到哈耶克观念的影响，具有高度的功能主义倾向。这种视角将个体的能动性无限夸大，将制度视为天然给定或极易创设的。只要特定问题的现有制度存在缺陷或无法满足新的需要，为了弥合缺陷、满足功能需求，新的制度就会被理性行为体轻易创设出来。这种视角虽然承认个体的能动性，却忽略了行为体的能动性发挥与制度创设的具体过程。新自由制度主义与上述功能主义视角一脉相承。

新自由制度主义思想的内核在于，国际社会处于无政府状态，国家作为理性的行为体，追求自身利益。国际合作可以使国家获得绝对收益，取得集体的帕累托最优结果。然而，个体的理性却常导致集体的非理性，使国家陷入集体行动困境。国际制度由于具备降低交易成本、减少信息不对称性等功能价值，可以有效帮助国家克服困境，实现集体的最优结果。因此，国际制度是满足国家间合作需要的产物。

新自由制度主义同样为跨国公私伙伴关系的出现提供了功能主义视角的解释。作为新型国际制度，跨国公私伙伴关系被视为经济全球化加速背景下弥合国家间合作的功能缺陷的产物。[①] 具体来说，一方面，经济全球化的结构性变迁带来了人员、技术、资本、信息的自由流通，使跨国公私伙伴关系等新型行为体的影响力不断扩大，使公有部门和私有部门在全球事务领域的

---

① 丁梦丽、刘宏松：《跨国公私伙伴关系的兴起及原因探究》，《复旦国际关系评论》2018年第2期，第155页。

互动成为可能①,为公私伙伴关系的兴起与发展打下了基础。另一方面,全球化浪潮使得国际与国内的界限变得模糊,许多国家的内部事务外溢,影响他国或国际社会。同时,全球事务也会对国内政府或民众产生影响。各国在安全、环境、卫生等各个领域面临共同的问题与挑战,需要通力合作。但由于国际社会缺乏合法的中央权威,国家间的合作行动常常面临困境。在瞬息万变的全球化时代,传统的政府间治理机构还因缺少专业知识和灵活反应能力而屡遭诟病。②

在此情况下,创新型的跨国公私伙伴机制自称具备传统治理模式所不具备的功能价值,能够弥补原有模式的功能缺陷。一方面,比起政府间合作模式,创新型伙伴关系更具合法性。在责任制、透明性、代表性等合法性维度上,伙伴关系模式的表现更加优越。就责任制而言,伙伴关系依照水平式责任制运作,公私部门皆为行为后果负责。与传统治理模式相比,私有部门的参与不仅使公有部门的账目更加透明③,也使伙伴关系的决策和行动比国家间合作机制更具有效性。另一方面,大部分公私伙伴关系往往聚焦于相关领域的具体问题,更容易产生可见的成果。④ 伙伴关系还具有从不同部门调动和汇集资源的优势,可以有效弥补原有公有部门治理模式所缺少的专业知识与市场资源。与臃肿的官僚体系相比,伙伴关系对于所在环境的反应更加敏捷,灵活性更强。上述优势使伙伴关系能够弥补传统治理模式的不足,及时有效地应对全球治理的新挑战。因此,从功能主义视角来看,全球化的结构性变迁既为公私伙伴关系的兴起提供了前提,也向传统的国家中心主义治理模式提出了挑战。作为创新型机制,跨国公私伙伴关系的出现是为了弥补传统治理模式的功能缺陷,满足全球治理的新需要。

从本质上来说,功能主义视角强调了经济全球化这一物质环境结构变化对国际制度产生的影响。与之相比,社会学建构主义强调了文化或观念对制

---

① David Held et al., *Global Transformation* (Stanford: Stanford University Press, 1999).
② Charlotte Streck, "Global Public Policy Networks as Coalitions for Change", in Daniel Esty and Maria Ivanova. eds. *Global Environmental Governance, Options and Opportunities* (Yale: Yale School of Forestry and Environmental Studies, 2002).
③ Karin Böckstrand, "Multi-Stakeholder Partnerships for Sustainable Development: Rethinking Legitimacy, Accountability and Effectiveness", *European Environment*, vol. 16, no. 5 (2006): p. 301.
④ Reinicke Wolfgang and Francis Deng, *Critical Choices: The United Nation, Networks, and the Future of Global Governance* (Ottwa: International Development Research Center, 2000), p. 4.

度变迁的影响。

2. 建构主义理论

与理性选择制度主义不同，建构主义理论拒绝理性人的假设，更注重意义的构建。[①] 它认为，行动者深受制度结构的影响和塑造，并不总是基于理性行事。建构主义强调观念对行为体的影响，而观念又可进一步划分为规范和认知。以马奇和奥尔森为代表的规范制度主义者认为，行为体的遵守行为更多的是基于道义或价值规范，而不是利益计算。与规范视角不同，认知视角下的社会学理论假定，制度是由符号和意义构建的认知系统，具有主体间性。[②] 作为认知系统，制度会向行为体传达如何做出决策和行为选择的信号，行为体将制度的要求视为"理所当然"，而不是加以理性计算。与规范视角相比，认知视角更强调制度发挥作用的方式不是要求行动者"应该"做什么，而是充当认知模板，培养行为体在结构性认知框架下的行为习惯，认知不一定需要符合规范。

就制度变迁而言，建构主义认为外在环境的观念结构发生改变会引发制度变迁。从规范视角来看，制度变迁是行为体在识别出环境的规范变化之后，通过学习和调整制度安排以适应环境的过程。因此，制度的变化过程并不必然属于功能性变化，也不以效用最优化为导向，而是具有一定的随机性和突发性。在变迁的过程中，行为体具有多次根据环境进行调整的机会，在反复调适和选择的过程中，环境的规范或观念将起到价值导向的作用，引导行为体遵循适当性逻辑（logic of appropriate）做出选择。行为体所秉持的价值与周围制度所持有的价值之间差异越大，变迁越有可能发生。[③]

从认知视角来看，制度系统是外部环境与制度内行为体的中介，当制度环境发生改变时，组织会从环境中收集和处理信息符号，以适应外在环境的变化。[④] 在这一点上，认知视角与规范视角在逻辑上是相似的，两者都强调

---

① Meyer John and Brian Rowan, "Institutionalized Organizations: Formal Structure as Myth and Ceremony", *American Journal of Sociology*, vol. 83, no. 2 (1977): pp. 340-363.

② Scott Richard, "The Adolescence of Institutional Theory", *Administrative Science Quarterly*, vol. 32, no. 4 (1987): pp. 493-511.

③ Brunsson Nils and Johan Olsen, *The Reforming Organization: Making Sense of Administrative Change* (London: Routledge, 2018).

④ Deutsch Wolfgang, *The Nerves of Government: Models of Political Communication and Control: With a New Introduction* (New York: Free Press of Glencoe, 1966).

观念对于制度变迁的引导作用，区别在于前者重视共同认知的作用，后者强调环境的价值规范对制度的影响。

具体到国际制度中，建构主义认为，国际制度不仅能够外在地改变行为，还可以内在地改变行为体的认同和偏好。国家对于国际制度的遵守是基于对制度规范价值的认同，而不是理性计算。与新现实主义和新自由制度主义流派相比，建构主义更加重视惯例、规范、价值、认同等观念性因素的作用，将国际制度视为国际社会行为体在互动过程中共同建构的文化系统。国际制度的变迁更多地表现为观念系统的改变。

从建构主义视角来看，以卫生领域为代表的全球治理出现从政府间治理模式向公私合作治理模式的转变，是受到冷战后新自由主义观念力量的推动。20世纪90年代以来，伴随着冷战的结束，在国内政治经济领域，政府主导型理念开始衰落。政府在处理一些公共事务时更依赖市场资源，一些原本属于公共服务领域的事务也吸纳了私有部门的参与。这种新自由主义观念从政治经济逐渐拓展至社会、环境等各领域。随着可持续发展与企业社会责任等价值观念的提出，私有部门参与国内社会治理的做法更加普遍。国内公私伙伴关系模式的成效几乎使公众达成如下共识：公私合作等同于"双赢""效率""灵活"。随着公私合作理念溢出国界，其对联合国等国际组织产生了渗透性的影响。公私伙伴关系在联合国等机构逐渐发展为一种政策范式，这种范式先验假定，公私伙伴关系一定基于信任与互利；伙伴关系必定是双赢的[①]；伙伴关系是一种不可阻挡的机制创新。这样一种新型政治文化氛围几乎弥漫在联合国各大机构。这种观念力量不断塑造和引导特定全球治理领域的发展方向。因此，根据建构主义的制度理论，在私有化和市场化等新自由主义观念盛行的环境下，制度变迁是传统政府间合作模式的内在价值观念与外部环境的主导观念之间不断产生的割裂造成的。为了适应外部观念结构的变化，作为观念系统，全球治理机制从环境中收集认知和文化符号，不断进行自我调适，从而推动了跨国公私伙伴关系这一新型治理模式在卫生等领域的兴起。

建构主义大部分文献存在的问题是将组织与机制两个概念混用，因而在

---

① 丁梦丽、刘宏松：《跨国公私伙伴关系的兴起及原因探究》，《复旦国际关系评论》2018年第2期，第157页。

社会学语境下,伙伴关系作为机制与伙伴关系作为实体组织是等同的。这一流派不仅强调环境对制度或组织的结构性影响,还强调组织对环境的反向作用。需要澄清的是,在国际制度的研究语境下,"组织"能动性主要强调的是"国际组织",而不是"跨国公私伙伴关系组织",后者是制度变迁的结果,前者是推动制度变迁的能动者。

综上所述,新自由制度主义和建构主义都强调制度的外在环境对制度变迁的影响,区别在于前者强调环境的物质结构,后者强调环境的观念因素对制度变迁的塑造和引导作用。

(三) 国际组织自主性视角

1. 国际组织的委托-代理 (Principal-agent) 理论

理性选择制度主义流派下的委托-代理模式从分析国际组织的自主性出发,为理解跨国公私伙伴关系的兴起与发展提供了新视角。委托-代理模式最早用于分析美国国内的政治事务,可以描述制度之间或者制度与个体之间的关系。在认同理性行为体假定的基础上,委托-代理模式可界定为,委托方能够通过签订协议等形式影响代理方行为、增进委托方利益的关系模式。例如,作为下属或选民的代理人,组织领袖需要对下属及选民等委托人负责。委托方也可以是组织机构,例如,国会可以将权力委托给行政官僚机构,官僚机构作为代理方,在原则上需要执行委托方的意愿。委托-代理模式要解决的核心问题在于,如何采取相应策略,确保代理方忠实地执行委托方的意愿。一般而言,委托方既可以采取激励机制鼓励代理方的遵约行为,也可以采用严格的监督与惩罚措施约束代理方的行为。即便如此,委托方依然无法确保代理机构或个人遵照委托方的意愿行事。

在国际政治领域,主流国际关系理论并未将国际组织视为与国家同等地位的行为实体。但一些国际关系学者指出,国际组织并不总是被动地执行成员国的意愿与命令,他们将经济学中的委托-代理模式运用到国际组织研究中,认为成员国与国际组织之间属于委托-代理关系[1],即成员国为了实现某个领域的特定利益,授权给国际组织,成员国有权监督和惩罚国际组织的行为。但是,作为代理机构的国际组织依然具有一定的自主性。这种自主性一

---

[1] Mark Pollack, "Delegation, Agency and Agenda-Setting in the European Community", *International Organization*, vol. 51, no. 1 (1997): pp. 99–134.

方面来源于成员国的主动授予。通过赋予国际组织一定的独立性和中立性，成员国旨在保障组织的专业性、执行力与灵活反应能力，从而保障成员国的授权利益。另一方面，委托-代理模式认为，国际组织是实体机构，需要维护组织生存与发展的基本利益，这些利益有时会背离委托国家的偏好。即使成员国能够采取一系列举措监督或惩罚国际组织的"背离"行径，但在监督成本过高，或成员国之间偏好不同导致集体行动面临困境时，国际组织会发生"代理懈怠（agent slack）"，偏离成员国的委托诉求，自主采取行动。①因此，在委托-代理模式下，国际组织会因成员国的主动授予或"代理懈怠"而获得一定的独立于成员国的自主性。

具体到跨国公私伙伴关系，沿着委托-代理模式的理论逻辑，伙伴关系的兴起与国际组织不断增强的自主性密切相关。国际组织自主性越强，越倾向于推动伙伴关系的兴起与发展。这是由于一方面，国际组织自主性越强，越有机会偏离委托诉求，国家（委托方）对其施加的政治与财政压力越大。另一方面，在民间社会看来，国际组织自主性越强，越有能力为组织行为负责，进而更容易将合作失利归咎于某个议题领域的国际组织。同时，相较于分散的主权国家，作为单一实体机构的国际组织更容易成为公众的批评对象，承受更多的舆论压力。为了缓解来自成员国与民间社会的双重压力，作为理性行为体，国际组织主动选择与私有部门合作，以期借助私有部门的丰富资源和市场智慧，提高组织效能，以消解来自公众的批评。同时，通过构建多元化的伙伴关系，国际组织还意在拓宽资金来源的渠道，缓解成员国对国际组织的政治与财政控制，减缓成员国因组织的"代理懈怠"而对其施加的财政压力。因此，从委托-代理模式的视角来看，与私有部门结成伙伴关系是具备自主性的国际组织在面临外部压力时做出的理性选择。

2. 国际组织的科层制（Bureaucracy）理论

除委托-代理模式之外，迈克尔·巴尼特（Michael Barnett）和玛莎·芬尼莫尔（Martha Finnemore）吸收了社会学的组织和官僚机构理论，以及历史制度主义的"路径依赖"理念，从科层结构的视角对国际组织的自主性展

---

① Daniel Nielson and Michael Tierney, "Delegation to International Organization: Agency Theory and World Bank Environmental Reform", *International Organization*, vol. 57, no. 2 (2003): pp. 241–276.

开研究，为国际制度的创新提供了新的解释路径。① 如上文所述，社会学除了强调观念之于组织或制度的影响，还关注组织的能动性及其对于环境的反向作用。② 它认为，组织会主动塑造环境以满足自身发展的需要，而不只是对环境做出被动反应，这种塑造不全是凭借物质资源施加影响，还会通过观念途径来塑造环境。这一点尤其适用于公有部门的制度变迁，因为公有部门拥有按照其认知偏好塑造议程的能力。虽然私有部门会积累政治或经济资源以强化自身影响力，但公有部门的能力依然是私有部门无法企及的。

基于社会学制度主义的组织理论，巴尼特和芬尼莫尔指出，国际组织是具有科层结构和组织文化的自主行为体，能够借助掌握的物质和观念资源来影响或塑造成员国的认知偏好，改变成员国的行为，塑造外部环境。国际组织的自主性随着其对成员国资源依赖的减少而增强。值得关注的是，国际组织会主动培育权威形象，扩大对外界的影响。国际组织的权威可分为合法权威、道义权威和专业权威。借助权威地位，国际组织能够制定相关领域的规则，创造社会知识，塑造行为体的利益偏好和社会现实。

从这个角度来看，跨国公私伙伴关系可被视为国际组织为了摆脱对成员国的依赖而构建的提高自主性的创新型联盟。借助权威地位和专业知识，联合国等国际组织推动公私伙伴关系观念的扩散，塑造成员国对于公私伙伴关系的认知及偏好，培育公私伙伴关系的合理性与合法性。这种观念范式在国际组织的推动下，于20世纪和21世纪之交达到顶峰，使反对或阻碍公私合作模式的个体一度成为国际组织中的"异类"。

然而，从另一个角度来看，科层制理论虽然将国际组织视为拥有组织文化的科层机构，关注国际组织的能动作用，但在解释制度变迁方面，受到了历史制度主义的影响。历史制度主义的核心概念是"路径依赖"。"路径依赖"现象是对公共部门的政策与行为选择的归纳性发现。通过观察，历史制度主义者发现，在制度创设之初，组织往往需要从众多方案中选择最优解决方案，而初始的政策选择一旦得到积极的反馈，组织就会以程序化的方式强化这种正向反馈，以便有利于下次决策。长此以往，组织的制度化催生了认

---

① Michael Barnett and Martha Finnemore, *Rules for the World: International Organizations in Global Politics* (Ithaca: Cornell University Press, 2004).
② Oliver Christine, "Strategic Responses to Institutional Processes", *Academy of Management Review*, vol. 16, no. 1 (1991): pp. 145–179.

同和利益，这些认同和利益更有助于维持原有制度，而非改变制度。由于制度一直处于"均衡"状态，历史制度主义理论认为，只有"均衡"被打破，原有制度出现"断裂"，新的制度才会产生。①

在借鉴"路径依赖"理论的基础上，国际组织科层机构理论在解释制度变迁时认为，作为理性决策主体，国际组织需要从一系列备选中做出最优决策。为了方便决策，国际组织更倾向于采用标准化程序，而不是始终保持创新性和灵活反应力。② 随着时间的推移，国际组织发展出独特的科层文化，这些文化观念塑造了组织内部对外部变化的解释话语，以及对于变迁的应对方式。长久以来形成的官僚结构和组织文化使组织改革或制度变迁往往是高度"路径依赖"的。它们将历史经验和文化理念渗透进管理规范与运作程式中，阻碍了一些不被组织内部观念认同的制度变迁类型。这种"路径依赖"使国际组织对成员国发起的新倡议常持反对态度。因此，在很多情况下，国际制度的变迁是由成员国推动的，但遭到国际组织的阻碍，变迁的方向往往达不到成员国的预期。

在跨国公私伙伴关系领域，类似的阻碍同样存在。随着公私伙伴关系范式在全球卫生及环境等领域的拓展，以世界卫生组织为代表的国际组织内部亦出现反对的声音和力量。他们认为，与私有部门合作动摇了国际组织的中立原则和权威地位，违背了一些组织的文化规范与使命叙述，尤其是国际组织对于跨国公司捐助与资源的依赖，影响了国际组织对于公共福利目标的追求。同时，国际组织固有的官僚机构和既得利益者也在阻碍私有部门对决策权和规则制定权的分享。就此而言，科层组织的制度变迁理论为我们理解跨国公私伙伴关系在发展过程中遭遇的阻碍提供了全新的视角，反映了制度创新与变迁过程的复杂性。

二、政治同盟理论的解释优势

（一）传统国际制度理论的解释限度

根据上文可知，新自由制度主义的功能主义视角、建构主义的观念视

---

① Giovanni Capoccia and R. Daniel Kelemen, "The Study of Critical Junctures: Theory, Narrative, and Counterfactuals in Historical Institutionalism", *World Politics*, vol.59, no.3, (2007): pp.348 – 349.

② Michael N. Barnett and Martha Finnemore, The Politics, Power, and Pathologies of International Organization", *International Organization*, vol.53, no.4(1999): p.715.

角、国际组织的委托-代理模式及科层制理论分别为跨国公私伙伴关系的扩散提供了相关解释。但这些国际制度的传统理论视角对跨国公私伙伴关系扩散的解释存在以下不足之处。

第一,就制度环境的路径解释而言,基于论证逻辑,新自由制度主义理论并不能从根源上解释跨国公私伙伴关系是如何兴起和扩散的,而是容易陷入循环论证的泥淖:这些因素已经假定制度革新的结果是为了满足功能需求,之后又用它们来解释制度革新的过程和结果。从实证角度来说,若跨国公私伙伴关系如功能主义者所主张的那样,是为了弥补传统国家间治理的功能不足,则可以预测,治理缺陷越严重的领域,公私伙伴关系的分布数目越多。然而,全球环境治理领域的相关数据证明,公私伙伴关系数量分布与治理缺陷严重程度的分布并不吻合,治理能力存在严重不足的领域,伙伴关系的数量反而越少。[1]

同时,从制度变迁的内生性视角而言,新自由制度主义和建构主义的理论视角都强调制度的外在环境对制度变迁的影响,区别在于前者强调经济全球化这一物质环境结构变化对国际制度产生的影响,后者强调观念环境对于制度变迁的塑造和引导作用。制度环境的解释具有相当大的局限性,它过于强调制度变迁的外生性压力,忽视了成员国和国际组织等行为体在外部压力下的能动性与自主选择。国际组织拥有庞杂的官僚机构和独有的组织文化,我们不应将其视为只能对外界压力做出简单反应的行为体。在外部环境发生变迁之际,国际组织等主要行为体如何发挥自身能动性,推动制度变革,是因果机制链条上不应被遗漏的一环。

第二,与制度环境路径的外生性解释相比,基于国际组织能动性视角解释跨国公私伙伴关系的兴起现象更具优势。具体来说,国际组织的委托-代理模式和社会学的科层制理论都更加关注制度变迁的内生性变化与国际组织的自主选择。他们认为,国际组织作为能动者在面临外部的物质压力与观念变迁之际,主动选择与私有部门构建伙伴关系,借助物质资源与权威地位推动了公私伙伴关系模式的兴起与扩散。委托-代理模式与科层制理论的区别在于:前者强调国际组织作为理性行为体所面临的外界物质压力和拥有的政

---

[1] Liliana B. Andonova, "Globalization, Agency, and Institutional Innovation: The Rise of Public-Private Partnerships in Global Governance", *Goldfarb Working Paper Series*, no. 2006—004 (2006): pp. 12 – 19.

治经济等物质资源;后者更为关注国际组织内部的科层文化和权威地位等观念性资源。同时,科层制理论还强调国际组织既有的官僚结构和组织文化对于创新制度的发展限制。

第三,虽然与其他路径相比,国际组织自主性的解释路径颇具洞见,但依然存在如下问题。

首先,关于国际组织偏好的假定。委托-代理模式虽然将国际组织视为具备自主性的能动实体,但并未打开组织"黑箱"①,而是假定组织的偏好是外生给定的,将其作为单一理性行为体来研究。因此,在分析跨国公私伙伴关系现象时,这一模式对于国际组织自主性的来源,以及国际组织如何发挥自主性推动伙伴关系的发展等涉及制度变迁的核心问题缺乏解释力。国际组织的科层制理论弥补了委托-代理模式的短板,深入剖析了国际组织的内在结构和文化规范,解释了国际组织自主性的来源,并颇有创见地指出,国际组织可以借助权威地位来推动公私伙伴关系模式的扩散和合法化。但是,科层制理论对于国际组织的内部研究过于粗略,没有从更加微观的视角关注组织中个人的作用,尤其是对组织领袖克服组织"路径依赖"、推动制度革新的关键作用缺乏关注。

其次,无论是委托-代理模式还是科层组织理论,皆假定国家与国际组织存在先验的利益分歧。事实上,国家与国际组织在制度革新议题上并不总是完全对立的,它们之间的互动是相对复杂的。我们不应将成员国或国际组织当成"铁板"一块,而忽略成员国内部、组织内部的分化与多样性。尤其是在跨国公私伙伴关系兴起的过程中,部分成员国与国际组织的领导者之间存在共识,而不是截然对立。因此,将成员国与国际组织的偏好简单二分的假定不符合现实。

最后,国际组织自主性的解释路径虽然克服了国家中心主义模式,强调了国际组织作为非国家行为体的实体地位与能动作用,但它与主流国际关系理论一样,对于私有部门在国际制度革新中发挥的作用缺乏解释力。

(二) 政治同盟理论的解释优势

针对传统国际制度理论解释的不足,笔者认为政治同盟理论对于跨国公

---

① 刘宏松:《国际组织的自主性行为:两种理论视角及其比较》,《外交评论》2006年第3期,第104-111页。

私伙伴关系更具解释效力。与国际关系中政治同盟理论以同盟缔结国为研究对象不同，跨国公私伙伴关系的政治同盟理论强调的是跨部门同盟，尤其强调个体主义视角下政治创业家（political entrepreneur）对于同盟缔结的关键作用。

基于已有国际制度理论解释的不足，利利阿纳·安东诺娃（Liliana Andonova）率先从政治同盟理论[①]出发，指出跨国公私伙伴关系既不是国家设计或操纵的结果，也不是国际组织对于全球治理结构变迁及功能缺陷的被动反应，而是国际组织领袖面临外部压力的主动选择。确切来说，是国际组织内部少数具有创新精神的政治创业家，借助组织的合法权威与专业知识，与部分成员国和私有部门的领导者建立起跨部门的政治同盟，共同推进公私伙伴关系模式。政治同盟通常包含国际组织领袖及志同道合的成员国和私有部门领导者。

政治同盟理论能够在以下方面弥补既有理论的不足。其一，该理论揭示了制度变迁的内源性和动态性。从内生性视角出发，该理论指出公私伙伴关系从根源上是国际组织内部政治创业家的自主选择，既不是被动接受国家安排的结果，也不是对外部环境的压力或刺激的简单反应。同时，该理论剖析了国际组织、成员国及私有部门的领导者之间构建政治同盟的动态过程，凸显了制度变迁进程的动态性。其二，该理论彻底打开了国际组织"黑箱"，从个体视角分析了组织内部政治领袖在克服组织的"路径依赖"、构建政治同盟、实现制度创新等方面发挥的协调和主导作用。它也不再将成员国当成铁板一块，而是关注成员国内部对待不同议题领域的偏好差异。此外，政治同盟理论还阐释了私有部门在影响国际组织偏好、参与政治同盟方面扮演的角色，弥补了已有理论对私有部门作用的忽视。其三，该理论挑战了已有理论对于成员国与国际组织的偏好存在先验分歧的假定，转而探索国家和国际组织在何种条件下会结成横向同盟，彼此达成共识。其四，该理论弥补了既有国际制度理论对于私有部门在国际制度变迁中发挥何种作用的解释空白。

虽然安东诺娃的政治同盟理论相较国际制度传统理论更具解释力，但她提出的政治同盟理论较为粗糙，存在以下不足。其一，安东诺娃虽然提出政

[①] Liliana B. Andonova, *Governance Entrepreneurs: International Organizations and the Rise of Global Public-Private Partnerships* (London: Cambridge University Press, 2017), p.155.

治同盟是制度变迁的主要动力，但并未厘清各行为体在政治同盟中的不同角色。其二，安东诺娃忽视了制度环境等辅助因素对政治同盟构建的影响，未能构建起相对完整的因果机制。其三，安东诺娃对政治同盟如何推动跨国公私伙伴关系的合法化缺乏解释，而合法化是扩散的关键环节。其四，安东诺娃试图用政治同盟理论解释制度变迁的整个进程，但事实上，政治同盟理论仅仅能解释制度变迁第一阶段，即跨国公私伙伴关系的扩散，而无法解释跨国公私伙伴关系的制度化。关于跨国公私伙伴关系的制度化及影响因素，我们将在下一章具体展开。在此之前，下文将详细阐明国际组织的政治创业家如何构建政治同盟、借助政治宣传推动跨国公私伙伴关系扩散的理论机制。

第二节　跨国公私伙伴关系的扩散机制：基于政治同盟的视角

20世纪70年代，非国家行为体在全球治理领域逐渐兴起。然而，这一时期传统国家间治理模式向公私伙伴关系治理模式的制度变迁并未发端。直至20世纪90年代末，公私伙伴关系在全球治理领域才实现发展与繁荣。由此可见，在公私部门伙伴关系的构建中，相对于私有部门的参与意愿，作为全球治理的传统主导方，公有部门对私有部门参与的接受意愿和能力更能决定制度变迁进程。

一、政治同盟的构建条件

在公有部门范围内，成员国存在广泛的利益分歧，且相对分散，因而难以推动制度变迁按照自身偏好进行。相较而言，特定领域的国际组织拥有集中化的机构、明确的使命和专业权威。在全球卫生等专业性强但敏感度低的治理领域，国际组织一般享有较大的自主性。因此，作为国际制度的实体表现，国际组织是制度变迁的重要推动者，符合变迁的内源性本质。从微观层面来看，国际组织内部的政治创业家充当了连接公有部门与私有部门、构建政治同盟的主要推动者与居间协调者，而在成员国与私有部门内部，志同道合的国家领袖或企业家成为政治同盟的响应者与支持者，共同推动跨国公私伙伴关系在全球卫生等治理领域的扩散（图3.3）。

第三章　跨国公私伙伴关系的扩散机制

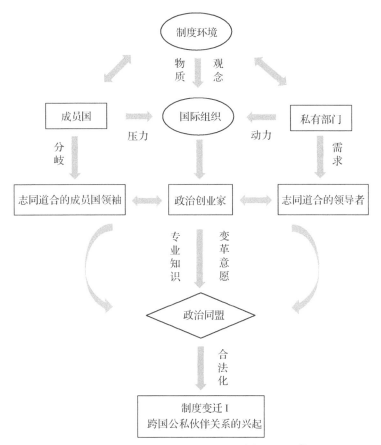

图 3.3　跨国公私伙伴关系扩散的解释机制①

来源：笔者自制

（一）政治同盟的主导者：国际组织的变革意愿与能力

委托-代理理论假定国际组织具有机会主义行为倾向，常常背离成员国的授权利益，忽视成员国改革制度的要求。社会学理论揭示了国际组织的官僚主义"惰性"。据此而言，国际组织在大多数情况下更加偏好稳定与持续，而不是风险与创新。然而，自20世纪90年代以来，以联合国为代表的国际组织广泛参与了跨国公私伙伴关系，后者是冲破传统国家间治理模式的新形

---

① 注：国际制度环境与成员国、国际组织及私有部门的作用是相互的，环境影响能动者的偏好和行为，能动者也会反过来塑造环境。图示中，成员国和私有部门与制度环境之间标注的是双向箭头。为呈现国际组织在国际制度变迁方面的内源性角色，图中使用了单向箭头，以凸显外部环境对国际组织的影响，国际组织对制度环境的反作用通过推动制度变迁的方式进行。

61

式。因此，值得关注的是，究竟是什么因素促使具有"惰性"的国际组织产生创新动力，走出传统多边治理模式的"舒适圈"？

如图3.3所示，国际组织的革新意愿受到制度环境的影响，具体分为权力结构变迁的物质路径和创新理念的观念路径。就权力结构变迁而言，20世纪90年代，随着冷战的结束及两极权力结构的瓦解，国际制度的运营环境也发生了改变。一方面，随着政治权力结构的束缚相对减少，国际组织开始通过培育组织权威等方式增强自主性，提升政治地位与影响力，以期填补特定领域的治理"真空"。另一方面，主要发达国家通过参与多边机制"购买"发展中国家"站队行为"的政治动机减弱。作为国际组织成员国，俄罗斯与美国的会费缴纳意愿下降，两国对会费的拖欠导致联合国机构的巨额财政赤字。为防止国际组织违背成员国诉求，产生"代理懈怠"问题，成员国还采用削减预算的方式向组织施压。此外，组织会费预算还受到选民诉求、国家外交优先事项变更等国家内部因素的影响。然而，会费是国际组织维持组织生存、权威地位及人员薪酬的主要资金来源。在缺乏充裕且稳定财政预算的情形下，国际组织将面临严重的生存和发展危机。总的来说，在委托-代理模式框架内，国际组织对于自主性的追逐和对于稳定预算的需求构成一组难以调和的矛盾，而冷战结束后的权力结构变迁激化了这一矛盾。

物质权力结构变迁还导致国际组织的合法性危机。冷战的结束使公众普遍认为，摆脱两极权力结构束缚的联合国相关机构理应在维和、卫生、环境等领域发挥更加独立的作用，承担更多的治理责任。权力结构的变迁增强了公众对于国际组织自主性的期待，使国际组织更容易成为承受公众批评的"靶子"。与此同时，国内政党为了争取选民，也时常以国际组织的官僚作风和低效为由减少多边合作，致使国际组织承受全球民间社会与国家政府的双重压力。此外，联合国机构曝光的腐败、资源浪费及官僚作风等实际问题加重了民间社会的失望情绪，损害了国际组织的合法性与威望。

国际组织的财政危机与合法性危机互相影响，彼此增强。财政危机导致组织缺乏项目实施所需的人力与物质资源，继而导致组织效能和效率低下，进一步损害组织的合法性。同时，国际组织合法性的缺乏为成员国拒缴会费提供动机与理由，反过来加剧了国际组织的财政危机，最终导致恶性循环，造成国际组织的发展困局。

在面临外部压力之际，新观念的出现为国际组织内的政治创业家提供了变革思路。从观念结构变迁的角度来看，冷战结束后，与苏东经济治理模式的崩塌相比，里根与撒切尔时期的新自由制度主义理念被视为更高效的经济与社会治理观念。私有化的理念与治理模式从国内溢出，在全球治理领域推广。

在内外环境发生动荡的情形下，伴随资源短缺及合法性危机，国际组织内部一批政治创业家加强对新观念的学习和吸纳，旨在联合其他部门领导者构建横向政治同盟，以期带领国际组织走出困境，摆脱财政与合法性的双重危机。作为制度变迁的主导方和政治同盟的协调者，国际组织及政治创业家在具备改革意愿的基础上，还须具备相应的改革能力。社会学理论指出，国际组织的权力主要来自组织权威，具体可细分为合法权威、道义权威与专业权威。在合法权威和道义权威遭遇危机之际，国际组织的专业能力将在制度革新方面发挥关键作用。[1]

在构建公私伙伴关系的过程中，专业能力有助于国际组织的政治创业家克服内部改革阻力、选择志同道合的"盟友"及塑造参与者偏好。

首先，作为国际组织的领导者，政治创业家可以借助专业知识和信息优势，提供解决组织危机的创新方案。由于国际组织拥有庞杂的知识储备与专业的技术团队，各部门之间掌握的信息和知识不同，部门偏好和所提供的方案也各有差异。面对组织内部的不同意见，政治创业家需要具有清醒的头脑和过人的智慧，运用专业能力主导变革方向，坚定改革信心。

其次，专业能力使国际组织有机会选择"盟友"。国际组织与外部行为体结成的政治同盟在很大程度上取决于对某议题的共有认知。[2] 由于具备信息优势和学习能力，国际组织能够在政治创业家的领导下，克服组织惰性，以专业的态度积极寻求问题的解决方案。专业方案或许与委托国的整体诉求相背离，但可能符合部分成员国或私有部门的偏好，从而为国际组织寻找志同道合的"盟友"创造条件。

---

[1] Liliana B. Andonova, *Governance Entrepreneurs: International Organizations and the Rise of Global Public-Private Partnerships* (London: Cambridge University Press, 2017), p.47.

[2] Allison T. Graham, "Conceptual Models and the Cuban Missile Crisis", *The American Political Science Review*, vol.63, no.3 (1969): pp.689–718; Henry Farrell and Adrienne Héritier, "Contested Competences in Europe: Incomplete Contracts and Interstitial Institutional Change", *West European Politics*, vol.30, no.2 (2007): pp.227–243.

最后，专业能力是国际组织拉拢和影响"盟友"的重要力量。私有部门不用对选民负责，行为相对不受控制，跨国公司的逐利本性可能会损害国际组织的公利原则与组织规范。为推动构建服务于公共利益的跨国公私伙伴关系，国际组织可凭借专业权威为新型治理模式提供建议、制定规划、塑造参与伙伴的偏好。专业能力成为国际组织在不违背组织使命和规范立场的前提下与私有部门就特定议题展开谈判的重要依托。

因此，在合法权威与道义权威遭受质疑之际，专业权威作为国际组织内在能力的组成部分和权力的重要来源，成为政治创业家克服组织惰性、坚定改革决心、构建政治同盟的能力支撑。

（二）政治同盟的响应者：成员国与"适度"的偏好分歧

在国家间治理模式下，国家享有最高决策权，国际组织仅作为国家代理机构发挥作用。作为创新型治理模式，跨国公私伙伴关系要求主权国家在特定议题领域放弃部分权力，接受国际组织的主导，并与私有部门一起共享决策权。故而核心问题在于，在何种条件下，国家愿意放弃部分治理权，与非国家行为体分享权力？

一般而言，私有部门参与全球治理可能会改变国际组织原有的议程设置，对于作为委托方的国家而言，这种议程变化可能会产生不利影响。因此，国家对于外部行为体的参与一贯持谨慎态度，但这种态度并非一成不变，而是因不同议题的敏感程度不同而存在差异。在安全、维和、贸易等议题领域，国家更注重相对收益与主权权威，国家之间充满零和博弈，国际组织的自主性受到较大限制，公私伙伴关系等新型治理机制的发展空间极其有限。与之相对，在一些低敏感领域，国家之间已就整体合作目标达成共识，但存在严重的执行问题，创设新型治理方式的政治空间相对更大。在卫生、环境、人类发展等治理领域，国家之间已达成共同的可持续发展目标，却因投入的政治资源有限，公共物品供应严重不足。与安全、贸易等牵涉国家核心利益的敏感议题相比，国家在这些议题领域对于非国家行为体的参与限制较少，加之对外部资源存在广泛需求，国家更容易接受公私伙伴关系的新型治理模式。

国家之间就特定议题达成共识固然重要，但只有成员国之间存在一定偏好差异，国家之间的"委托方联盟"才能被打破，从而为部分成员国与其他非国家行为体结成政治同盟创造"中间地带"。① 换言之，当国家之间存有"适度"的偏好分歧，即对基础性原则持认同态度，但在具体政策、合作方式或机制安排等细节问题上存有认知差异时，与国际组织内部政治创业家观念相似的国家领导者才会接受私有部门在全球治理领域的参与，推动总体治理目标的实现。

因此，与委托-代理模式的预测相左，本研究预期，成员国与国际组织的偏好并非二分对立，在成员国之间存在"适度"利益分歧的情形下，部分国家领袖会接受国际组织内部政治创业家的倡导，与私有部门的领导者结成横向政治同盟，共同推动公私伙伴关系的发展。

（三）政治同盟的支持者：私有部门的资源与知识

机制变迁不仅受到内生性动力的驱使，还须从外部环境获得动力支持。自20世纪80年代末起，私有部门在全球范围内的密度和资源得到空前的增加，为一些全球治理领域带来新的资源与知识。伴随着经济全球化进程的加快，大量非政府组织、企业、社区团体冲破国界，在全球治理的各个领域发挥重要作用。这一过程重塑了全球公共领域，改变了国际组织解决与管理全球性问题的方式，为国际制度变迁提供了外部动力支持。可以说，私有部门在全球治理领域不断增长的参与需求及创新观念的持续输入，影响了国际组织内部政治创业家的改革动力与能力。

首先，私有部门参与全球治理的需求增强了国际组织推动变革的能力。作为私有部门，跨国公司的参与需求首先来自消费者的压力。伴随着反全球化浪潮在20世纪90年代的出现，跨国公司成为此次浪潮中的主要批判对象。民间社会组织与学术团体将跨国公司比喻为"市场暴政"②，对其罔顾社会规范与价值一味追逐利润的行为进行抨击。公众强烈要求受惠于全球化的跨国公司承担起环境、卫生等社会责任。在外界压力下，跨国公司意识到公司品牌形象对于产品销售与市场占有率的重要性。通过与具有权威地位的联合国等相关机构合作，跨国公司能够树立良好的品牌形象，更好地维护公

---

① Liliana B. Andonova, *Governance Entrepreneurs: International Organizations and the Rise of Global Public-Private Partnerships* (London: Cambridge University Press, 2017), p.45.
② Stefan Fritsch, "The UN Global Compact and the Global Governance of Corporate Social Responsibility: Complex Multilateralism for a More Human Globalisation?", *Global Society*, vol. 22, no. 1 (2008): p.3.

司利益。同时，对于跨国公司而言，主动参与全球治理，与国际组织结成联盟，还可以有机会制止国际组织对公司行为更加严格的规范与限制。例如，经营卡夫食品（Kraft）的烟草巨头菲利普·莫里斯公司曾利用参与食品援助合作来对抗联合国机构对它在烟草售卖领域的管制。在许多情形下，参与全球治理还为跨国公司带来隐形的经济利润。以卫生治理领域为例，一些制药公司与世界卫生组织合作，为发展中国家提供药品服务。通过为受援国长期提供低价药品，制药巨头有机会打开发展中国家市场，扩大市场占有率，获得中长期的企业利润。这一过程中，国际组织会协助公司游说受援国接受企业所期望的关税税率，并协助企业快速通过当地的监管审查。同样作为私有部门，非政府组织与国际组织直接合作将有助于承担更多的治理责任、获取更丰富的资源与更广泛的影响力，从而有利于组织的扩张与发展。

跨国公司和民间社会组织等私有部门参与全球治理的需求不断增强，为国际组织内部的政治创业家提供了新的战略机遇。在国际组织面临预算压力与合法性危机之际，跨国公司的资源与非政府组织的社会影响力为国际组织开启了机会之门。在全球卫生治理领域，以盖茨基金会为代表的私有部门在新型疫苗、清洁能源、消除传染病等多个议题领域投入大量资源。在卫生、环境和人权领域，非政府组织在引导社会舆论、获取公众关注方面发挥着不可替代的作用。同时，迫于消费者压力的跨国公司也同意以更低的价格为社会提供先进技术与资源。这些资源投入与舆论支持为国际组织内部政治创业家推行改革提供了动力。

其次，私有部门的新知识为制度变革提供观念支持。[①] 跨国公私伙伴关系的兴起离不开私有部门对国际组织的渗透，它们带来的新知识和新观念对国际组织具有潜移默化的影响。世界银行的"绿化"过程（逐渐关注环保议题）说明，一旦国际机构的大门向私有部门打开，机构内外的观念相互交融，志同道合的倡议者与专家联盟会变得越来越坚固，在推动制度变迁方面发挥渗透性作用。因此，私有部门在参与全球治理过程中与国际组织的频繁互动为制度变革带来新资源与新观念。

综上所述，在国际组织内部政治创业家的主导下，在志同道合的成员国

---

① Liliana B. Andonova, *Governance Entrepreneurs: International Organizations and the Rise of Global Public-Private Partnerships* (London: Cambridge University Press, 2017), p.50.

领袖的响应下,在拥有参与需求的私有部门的支持下,推进公私伙伴关系的政治同盟得以构建。然而,少数不同部门的政治领袖组成的政治同盟只能在小范围内做出构建公私伙伴关系的尝试。跨国公私伙伴关系要实现真正兴起,还必须得到核心联盟之外广泛行为体的承认。

二、政治同盟与跨国公私伙伴关系的扩散

扩散的本质是公私伙伴关系的规模复制与合法化。通过持续的政治宣传与"美化包装",政治同盟推动跨国公私伙伴关系的合法化,催生了20世纪与21世纪之交跨国伙伴关系在全球治理领域的繁荣局面。

(一)合法性概念与合法化的途径

合法化是指使机制具备合法性的过程。在探讨合法化之前,需要界定合法性的概念。合法性研究起源于国内政治制度,政治学对合法性概念的解读可分为三种。

第一种是马克斯·韦伯的经验合法性,强调从实际出发,对既定社会现实的承认。韦伯认为合法性是统治系统的必然要求,合法性是促使一些人服从某种命令的动机,不论这些命令是由统治者个人发出的还是通过契约、协议产生的。人们之所以服从,是因为相信发出命令的统治系统是合法的,合法性只是"一个相信结构、程序、行为、政策的正确性和适宜性,相信官员或国家领导人具有在道义上良好的品质,并应该借助此得到承认的问题"①。

第二种是罗尔斯的正义合法性。罗尔斯从规范的角度对合法性进行界定,认为"正义是社会制度的首要价值,某些法律或制度,不管它们如何有效率,只要它们不正义,就必须加以改造或废除"②。这类合法性的概念界定为合法性提供了道义与伦理基础。

第三种是以哈贝马斯为代表的合法性理论。哈贝马斯深受马克斯·韦伯的影响,但在合法性问题上,他超越了韦伯的思想。哈贝马斯是在批判经验性和规范性两种合法性观点的基础上提出自己的合法性理论的,他认为"合法性意味着对于某种作为正确的和公正的存在物而被认可的政治秩序来说,

---

① 尤尔根·哈贝马斯:《交往与社会进化》,张博树译,重庆:重庆出版社1989年版,第202页。
② 约翰·罗尔斯:《正义论》,何怀宏等译,北京:中国社会科学出版社1988年版,第1页。

有一些好的依据。一个合法的秩序应该得到承认"①。其中,"好的依据"强调了合法性的规范层面,而"认可"和"承认"则覆盖了合法性的经验维度。

社会学研究沿袭了经验路径与规范路径。认知派的研究路径认为,合法性具有主体间性,是指某群体对于一套制度理应得到遵守的信念,合法化是指取得这种集体赞同的过程。② 规范派则认为,合法性强调治理模式或机制是否遵循"适当性"逻辑,是否符合人权与自由、程序正义、代表权与责任制等国内民主程序衍生出来的原则与规范。③ 事实上,关于合法性研究的两大路径并不冲突,而是反映了合法化的两个核心维度。建立合法性的社会进程不是在规范的真空中发生的,而是需要主体之间在互动的过程中就正当性原则展开辩论与探讨。

在国际关系领域,受到韦伯合法性理论的影响,海伦·米尔纳(Helen Milner)探讨了国际制度的合法性问题。从经验角度出发,米尔纳提出,国际制度的合法性体现为国际行为体对国际制度与法律的遵从,即国际制度或法律对于各个行为体的约束力和控制力。④ 新现实主义认为,霸权国在规则的供应和执行中享有绝对权威,国际体系的其他成员没有参与的权力,只有服从的义务。因此,霸权国的控制构成了合法性的权力基础。然而,以权力结构或霸权国控制为基础的制度安排常常被质疑缺乏民主合法性,存在严重的"民主赤字"问题。

新自由制度主义从功能角度解释了制度的合法性来源。国际社会行为体之所以遵守国际制度,是由于制度"有用"。国际制度能够为成员国带来收益、降低成本。在新自由制度主义看来,行为体之所以遵循国际制度或法律,是基于推理性逻辑,即受到利益驱动,期望从制度中获得好处,追求效用最大化。对于国际制度存在的道义合法性危机,新自由制度主义持回避态

---

① 尤尔根·哈贝马斯:《交往与社会进化》,张博树译,重庆:重庆出版社1989年版,第184页。
② Karin Bäckstrand, "Multi-Stakeholder Partnerships for Sustainable Development: Rethinking Legitimacy, Accountability and Effectiveness", *European Environment*, vol. 16 no. 5 (2006): pp. 290 – 306.
③ Allen Buchanan and Robert O. Keohane, "The Legitimacy of Global Governance Institutions", *Ethics & International Affairs*, vol. 20, no. 4 (2006): pp. 405 – 437.
④ 大卫·A. 鲍德温:《新现实主义和新自由主义》,肖欢容译,杭州:浙江人民出版社2001年版,第151页。

度,认为在无政府状态下,对国际合作的界定并不需要涉及道德范畴中的善。①

深受社会学影响,建构主义重视认知和规范的内化对于国际制度合法性的影响。建构主义认为,国际制度的合法性具有主体间性,来源于行为体在互动过程中对于某项国际制度的集体认同。与新自由制度主义不同,建构主义认为,行为体对于制度的遵守不是完全秉持推理性逻辑,而是会受到国际社会的一般性规范和原则的影响,即行为体会秉持适当性逻辑自愿遵守"好的规则"。

综合三大流派的观点,国际政治领域内的合法性主要体现为国际社会行为体对国际制度及法律的遵守和服从。制度的合法性虽离不开权力支撑,但制度安排本身若无法为参与者提供利好,对机制的遵守便无法持续。即使国际制度短期无法为行为体带来利好,但行为体会因为制度的规范价值而选择遵守它们。因此,大国主导构成了国际制度合法性的权力基础;制度收益构成了合法性的利益基础;行为体对制度规范的内化与认同则构成了合法性的观念和道德基础。

基于合法性的三大基础,国际制度想要获得合法性,合法化的途径可分为三种。其一,通过获取政治权力的支持来获得合法性。其二,遵循功能主义的逻辑,制度安排被投入实践之后,被证明是有用的,制度便可获得合法性。其三,经由政治创业家对新观念的政治宣传②,为制度注入规范与价值意义。

(二)政治同盟与跨国公私伙伴关系的合法化

20世纪与21世纪之交,发展中国家与民间社会组织对现存的全球经济秩序提出质疑,认为现有秩序将经济利益置于公平正义原则之上,全球治理机制的合法性研究由此成为学术界的重点议题。③ 在民间社会看来,政府间治理模式的本质是主权国家脱离民间社会商定的"密约",缺乏民主基础。这一批判为政治同盟推动跨国公私伙伴关系的合法化提供了契机。

公私伙伴关系的合法性是指国际社会对这一新型治理模式的认可程度。

---

① 大卫·A. 鲍德温:《新现实主义和新自由主义》,肖欢容译,杭州:浙江人民出版社2001版,第85页。
② 唐世平:《制度变迁的广义理论》,沈文松译,北京:北京大学出版社2016年版,第65页。
③ David Held and Mathias Koenig-Archibugi, Introduction, Global Governance and Public Accountability (Malden: Blackwell Publishing, 2005); John Ruggie, "Embedded Liberalism in the Postwar Economic Order", Global Governance: Critical Concepts in Political Science, vol. 2, no. 2 (2004): p. 387.

公私伙伴关系的合法化是指伙伴关系的原则和程序在互动过程中得到认同和推广的动态过程。如上文所述，国际组织合法化的途径主要依靠政治权力、绩效水平及政治宣传。由于跨国公私伙伴关系的有效性在短期内难以评估，早期的合法化途径更多地依靠权力依托下的政治宣传。鉴于专业权威是国际组织的主要权力来源，公私伙伴关系在全球卫生治理领域合法地位的取得，将依靠国际组织以专业形象为依托的政治宣传来实现。

然而，另有学者指出，从规范角度来看，跨国公私伙伴关系相较于传统的政府间治理模式而言，属于"更好的制度"，具有"天然"合法性，无须政治宣传。实际上，与传统治理模式相比，公私伙伴关系在代表性、透明度和责任制三大合法性维度上的表现并不优越。首先，就代表性而言，与传统的治理模式相比，非国家行为体参与全球治理虽然能够在形式上消解"民主赤字"①，但从另一个角度来看，由于私有部门的目标和使命与公有部门不同，在私有部门实际参与公共政策的制定时，最终的决策与实践是否服务于公共目标，成为公私伙伴关系面临的合法性风险之一。此外，跨国公私伙伴关系内部还存在权利不平等现象。② 相较于大型跨国公司，民间社会组织的参与度较低。与发达国家相比，发展中国家的私营公司和社会组织的参与度较低。其次，就透明度而言，私有部门的参与并不能增强治理制度的透明度。相反，在国际社会没有为公私伙伴关系制定严格的财政汇报标准时，与具备成熟财政监察程序的政府间合作组织相比，公私伙伴关系更容易利用制度漏洞躲避公众审查③，侵蚀联合国机构的透明性原则。最后，就责任制来说，成员国常借参与公私伙伴关系躲避国会监督，跨国公司也常借与国际组织的合作改善公司的负面形象。因此，基于规范价值视角，相较于传统的多边治理机制，跨国公私伙伴关系的新形式并不具备合法性优势。

跨国公私伙伴关系之所以能够在世纪之交得以扩散，主要依靠政治同盟的包装与宣传。以国际组织的权威形象为依托，政治创业家及其主导下的政

---

① Reinicke Wolfgang, *Global Public Policy: Governing Without Government?* (Washington D. C.: Brookings Institution Press, 1998), p. 10.

② Ronald McQuaid, "The Theory of Partnership", in Stephen Osborne. ed. *Public-Private Partnerships Theory and Practice in International Perspective* (London: Routledge, 2000), p. 19.

③ International Monetary Fund (IMF), *Public-Private Partnerships*, Fiscal Affairs Department, 12 March 2004, Washington, accessed May 9, 2023, https://www.imf.org/external/np/fad/2004/pifp/eng/031204.htm.

治同盟对公私伙伴关系的美化与宣传消解了公私伙伴关系本身存在的合法性争议，促使公私伙伴关系得到核心政治同盟之外的广泛群体的认可。

首先，在政治宣传的过程中，为了消解联盟内外对制度创新的疑虑和不信任，国际组织的政治创业家需要营造出变革的紧迫感，让内部员工意识到组织面临的生存威胁。其次，政治创业家还必须带领盟友在多个场合阐明新制度带来的利好，让其他利益攸关者相信构建公私伙伴关系的必要性。最后，政治同盟需要对承载共同目标和价值理念的伙伴关系愿景进行持续宣传，在观念上吸引联盟之外行为体的加入。① 此外，配合国际组织的宣传，志同道合的成员国及私有部门领袖也需要营造有利于跨国公私伙伴关系发展的舆论环境。

从 20 世纪 90 年代开始，以联合国秘书长科菲·安南（Kofi Annan）为代表的政治创业家借助联合国等机构的权威地位，不断宣传公私伙伴关系的价值与意义。1998 年，安南在建立联合国国际伙伴关系基金（United Nations Fund for International Partnerships，UNFIP）时表示："只有通过发展与私有部门的伙伴关系，我们才能解决全球性问题。"② 同年，世界卫生组织总干事格罗·哈莱姆·布伦特兰（Gro Harlem Brundtland）在就职演说中指出："为更有效地实现目标，世界卫生组织必须与政府、民间组织、研究团体、基金会及公司进行接触，积极建立紧密的伙伴关系。"③

随着越来越多的跨国公司以公私伙伴关系的形式直接参与全球治理，一些民间社会组织开始质疑公私伙伴关系的合法性，认为联合国机构不应在公共事务上给予跨国企业过度的影响力。2000 年 9 月，一批全球卫生、环境、人权等领域的社会团体共同组建了"剔除企业因素"联盟，旨在消除企业在联合国机构的不正当影响。民间社会组织建议联合国在发展与企业的合作关系时，不应给予平等的决策权，而是要对它们进行严格的监督和审查。

然而，联合国在这一时期没有对民间社会的诉求做出回应，而是继续借

---

① 加里·尤克尔：《组织领导学》，丰俊功译，北京：中国人民大学出版社 2015 年版，第 294 页。
② Jens Martens, *Multi-stakeholder Partnerships: Future Models of Multilateralism?* (Berlin: Friedrich-Ebert-Stiftung, 2007), p.14.
③ "Dr Gro Harlem Brundtland Director-General Elect the World Health Organization: Speech to the FiftyFirst World Health Assembly", https://apps.who.int/iris/bitstream/handle/10665/79896/eadiv6.pdf, 访问时间：2022 年 1 月 1 日。

助组织的权威形象，推进公私伙伴关系的合法化。2002年，在联合国召开的第二次可持续发展世界峰会上，联合国秘书长安南再次强调加强与私有部门合作的重要性，并指出公私伙伴倡议是实现联合国"千年目标"不可或缺的途径。[①] 在以政治创业家为核心的政治同盟的集中宣传和推动下，跨国公私伙伴关系在2002—2004年出现了井喷式扩张，实现了公私伙伴关系在全球治理领域的繁荣局面。

小　结

制度变迁的个体视角与动态属性一直被国际组织理论忽视。在以全球卫生为代表的治理领域，从传统的政府间治理模式到公私伙伴关系模式的变迁是一个迭代的循环过程，既不是大国设计的产物，也不是国际组织对功能需求的简单反应。这一过程具有阶段性和动态性，具体分为扩散阶段和制度化阶段。

本章详述了制度变迁的第一阶段，分析了跨国公私伙伴关系扩散的原因。在探寻因果机制的过程中，本研究从制度变迁的内生性视角出发，指出国际组织内部的政治创业家主导构建的跨部门联盟是推动公私伙伴关系扩散的根本动力。冷战的结束带来物质权力结构与观念结构的改变，激化了成员国与国际组织之间的矛盾，一批国际组织内部的政治创业家在组织面临财政赤字与合法性危机之际，受到新自由主义市场经济的理念影响，逐渐意识到公私伙伴关系的价值。他们凭借组织的权威地位和专业知识，对内坚定改革决心，对外争取志同道合的成员国领袖和私有部门领导者的支持，积极构建支持公私伙伴关系的政治同盟。作为政治同盟的响应者，成员国在低敏感领域存在的"适度"分歧，为政治创业家寻找志同道合的成员国提供可能。同时，私有部门的丰富资源和创新观念也为国际组织及其领导下的政治同盟提供支持。在政治创业家的领导下，经过政治同盟的美化宣传，跨国公私伙伴关系在全球治理领域迅速实现合法化，得到核心联盟之外的群体的广泛承认，形成20世纪与21世纪之交的繁盛局面。

---

① Marianne Beisheim, "Partnerships for Sustainable Development: Why and How Rio+20 Must Improve the Framework for Multi-stakehoder Partnerships", *SWP Research Paper*, no. RP 3 (2012): p.10.

第四章
跨国公私伙伴关系的制度化

作为制度变迁的第一阶段，公私伙伴关系的扩散揭示了公私合作的广泛程度。随着公私伙伴关系在全球卫生等治理领域的兴起，通过考察不难发现，在不同伙伴关系内部，公有部门与私有部门之间的合作深度存在较大差异。作为衡量参与者合作深度的标准，公私伙伴关系的制度化是全球卫生等治理制度变迁的关键环节，决定了公私伙伴关系新模式的稳定性和持续性。制度化水平较低的跨国伙伴关系会面临更高的解散风险，而伙伴关系的规模解散会造成制度变迁整体进程的停滞和倒退。另有研究表明，制度化水平还对公私伙伴关系的绩效产生直接影响。因此，对影响公私伙伴关系制度化的原因进行探究，不仅有助于解释全球卫生领域制度变迁的完整进程，还有利于从源头厘清影响公私伙伴关系有效性的因素。

由于公私部门对于公私伙伴关系制度化的偏好和需求不同，推动公私伙伴关系扩散的政治同盟在制度化阶段出现内部分化，政治同盟理论已不能解释公私伙伴关系的后续制度安排，因而需要构建新的理论机制，为制度变迁的第二阶段做出有效解释。

第一节 跨国公私伙伴关系制度化的概念与影响因素

一、跨国公私伙伴关系制度化的概念

根据社会学制度主义的相关理论，制度化（institutionalization）既可以

是一种过程,用于描述新制度的形成及稳定化进程,也可以是一种状态,用以描述一种更加有序和稳定的制度属性与状态。作为制度化过程的结果,后者还可称为制度化水平(level of institutionalization)。

跨国公私伙伴关系属于国际制度的范畴,下文将从国际制度的制度化定义出发,界定公私伙伴关系制度化的概念。在国际组织行为研究中,约翰·G. 鲁杰(John G. Ruggie)指出,参照国家的认知和行为反应,可将制度化划分为三个层面:认知共同体,即具备共同的认知水平;国际机制;正式的国际组织。① 其中,认知的制度化将上升为机制,机制的制度化将上升为组织。罗伯特·D. 基欧汉(Robert O. Keohane)同样提出过制度化的三个维度:普遍性(commonality)、专门性(specificity)和自主性(antonomy)。②

在此基础上,肯尼斯·W. 阿伯特(Kenneth W. Abbott)等人提出了法律化意义上的制度化概念。他们指出,作为一种特殊形式的制度化,法律化指的是国际制度拥有的一系列特点:义务性、精确性和授权性。③ 义务性是指国家或其他行为体受到一系列规则和承诺的约束,特别是行为体的行为在国际法的一般性原则、程序和话语下受到审查。精确性是指国际制度设置了清晰的约束性规则。授权性是指授予第三方实施、解释和运用规则解决冲突及制定后续规则的权威。阿伯特在另一篇文献中进一步指出,作为衡量法律化的维度,义务性、精确性和授权性可以根据各自量值的大小而发生独立的变化。当国际制度在三个维度的指标水平都很高时,可称为"硬法"(hard law),反之可视为"软法"(soft law)。④

受到基欧汉和阿伯特的启发,中国学者田野以正式化、集中化、授权化三个维度对制度化水平进行划分。⑤ 田野认为,制度化水平与三个基本维度

---

① John G. Ruggie, "International Organization, I Would Not Start from Here If I Were You," in John G. Ruggie. ed. *Constructing World Polity: Essays on International Institutionalization* (New York: Routledge, 1998), pp.54 - 55.

② Robert O. Keohane, *International Institutions and State Power: Essays in International Relation Theory* (Boulder: Westview Press, 1989).

③ Kenneth W. Abbott, Robert O. Keohane and Andrew Moravcsik, "The Concept of Legalization", *International Organization*, vol.54, no.3 (2000): p.402.

④ Kenneth W. Abbott and Duncan Snidal, "Hard and Soft Law in International Governance", *International Organization*, vol.54, no.3(2000): pp.421 - 456.

⑤ 田野:《国际关系中的制度选择:一种交易成本的视角》,上海:上海人民出版社2006年版,第127页。

之间具有正相关关系，且制度化水平的三个维度有明确的前后递进关系，即授权化一般以集中化为条件，集中化一般以正式化为条件。① 就正式化而言，大部分学者将国际制度安排分为正式国际机制与非正式国际机制两大类别。② 这两者的区别在于，行为体是否签订了具有法律拘束力的协议。就集中化而言，阿伯特等学者认为集中化强调建立稳定的组织架构和行政机构，以管理集体行动。③ 芭芭拉·凯里迈诺斯（Barbara Koremenos）等学者指出，集中化用以衡量国际制度是否具备收集和传播信息、促进谈判以减少交易成本、增强执行力等方面的能力。④ 田野提出的授权化概念等同于阿伯特等学者所提出的授权性概念。阿伯特还基于争端解决及规则的制定和实施两个指标，划分了授权性程度的高低。

随着跨国公私伙伴关系在全球治理领域的扩散，越来越多的文献开始关注伙伴关系的制度特征。⑤ 基于国际机制的制度化概念，詹斯·马腾斯（Jens Martens）将公私伙伴关系的制度化水平划分为高、中、低三个等级，最高水平表现为拥有明确的成员资格及管理实体的永久性机制；中等水平体现为设置了明确的成员资格，但不享有独立法律地位的合作机制；最低水平体现为临时成立且具有存续时间限制的伙伴关系。⑥ 有学者基于阿伯特等学者提出的法律化三维度对公私伙伴关系的制度化水平进行划分，具体包括三个方面：参与者对公私伙伴关系规则的遵守程度、规则的精确程度、给予第三方解释或实施规则的授权程度。⑦ 丽贝卡·霍姆科斯（Rebecca Homkes）拓展了制度化的概念，将过程管理（process management）融入制度化水平范畴，参照实体身份、法律身份、机制形式、机制结构、组织结构、组织特征

---

① 田野：《国际关系中的制度选择：一种交易成本的视角》，上海：上海人民出版社2006年版，第131页。
② 刘宏松：《正式与非正式国际机制的概念辨析》，《欧洲研究》2009年第3期，第91–106页。
③ Kenneth W. Abbott and Duncan Snidal, "Why States Act Through Formal International Organization", *Journal of Conflict Resolution*, vol. 42, no. 1 (1998): pp. 3–32.
④ Barbara Koremenos, Charls Lipson and Duncan Snidal, "The Rational Design of International Institutions", *International Organization*, vol. 55, no. 4 (2001): p. 771.
⑤ Marianne Beisheim and Andrea Liese, *Transnational Partnerships: Effectively Providing for Sustainable Development?* (Switzerland: Springer, 2014).
⑥ Jens Martens, *Multi-stakeholder Partnerships: Future Models of Multilateralism?* (Berlin: Friedrich-Ebert-Stiftung, 2007).
⑦ Marianne Beisheim and Andrea Liese, *Transnational Partnerships: Effectively Providing for Sustainable Development?* (Switzerland: Springer, 2014).

等六个维度,将广义维度的制度化水平依次划分为高、中、低三个级别。①

结合跨国公私伙伴关系的特征,本研究认为,阿伯特等学者提出的义务性程度、精确性程度和授权性程度最能抓住公私部门之间的合作特点及伙伴关系的稳定程度。但由于考察主体发生了变化,三大维度在应用到公私伙伴关系领域时,需要做出概念上的调整。

首先,就义务性程度而言,与国际制度不同,公私伙伴关系的约束对象除了公有部门,更多的是私有企业和非政府组织。国际法的约束对象主要是主权国家,我们不应将"是否签订具有国际法拘束力的规则或协约"用于衡量公私伙伴关系的义务性。义务性的本质在于衡量参与方是否愿意做出承诺,约束自身行为。对于公私部门来说,对伙伴关系做出的承诺是基于建构意义的,本质属于社会性承诺,而非法律性承诺。

其次,就精确性程度而言,公私伙伴关系与国际制度并无本质不同,皆强调规定的细致程度。对于伙伴关系而言,精确性用以衡量伙伴关系的目标、战略计划、规章和决策程序的详细程度,以及文本的解释空间大小。

最后,就授权性程度而言,国际制度的授权强调的是第三方的仲裁、争端解决和管辖权。公私伙伴关系并不适用国际法,其授权维度的焦点在于,公私部门是否愿意将权力授予伙伴关系平台。据此,可进一步将授权性细化为集中化与监督强度,前者用来描述公私伙伴关系是否享有参与方的授权,建立管理实体和行政机构,后者用来描述公私伙伴关系是否受到内部和外部的监督。

由此,参照义务性程度、精确性程度、授权性程度三大维度,结合公私伙伴关系的独特性,我们可将跨国公私伙伴关系的制度化水平进行高、中、低的划分,见表4.1。

---

① Rebecca Homkes, "Analyzing the Role of Public-Private Partnerships in Global Governance: Institutional Dynamics, Variation and Effects" (PhD diss., the London School of Economics and Political Science, 2011).

表 4.1　跨国公私伙伴关系的制度化水平

制度化水平	义务性程度	精确性程度	授权性程度	
			集中化	监督强度
高	参与伙伴签订协议，做出社会承诺	详细的规则：允许有限的解读	稳定的机构；内部和外部监督	
中	参与伙伴签订协议，但允许例外条款	详细的规则：允许随意解读	半集中化机构；内部监督	
低	参与伙伴没有做出任何限制性承诺	宽泛的规则：难以服从和执行	无实体机构；缺乏内部或外部监督	

来源：笔者整理

二、跨国公私伙伴关系制度化的影响因素：国际制度的形式选择理论

目前，研究国际制度理论的学者已针对国家对国际制度形式的选择偏好做出一般性解释。基于制度化的划分维度，我们将这类研究分为两大路径：单一维度的理论解释、综合性理论解释。

（一）单一维度的理论解释

基于正式化、集中化、授权化三大维度，已有文献针对制度化水平单一维度的影响因素做出相应的理论解释。

首先，就正式化的影响因素来说，查尔斯·利普森（Charles Lipson）率先指出，国家选择非正式国际机制，是因为与正式化的国际机制相比，非正式机制具有独特优势。[①] 这些优势体现为以下三点。其一，非正式机制属于一种政治承诺，不具备国际法地位。当国家无意愿签订正式条约，严格约束自身行为时，可以选择非正式机制规避法律权利与义务。其二，非正式国际机制并不需要经过国会的批准，只需要行政部门首脑的同意即可。在非正式国际机制框架下，政府首脑拥有更大的自主权和灵活性，降低机制的缔结成本，提高缔结效率。其三，当外部环境过于复杂，且充满不确定因素时，国家需要及时调整机制，应对外界变化。由于非正式机制相较于正式机制具有

[①] Charles Lipson, "Why Are Some International Agreements Informal?", *International Organization*, vol. 45, no. 4 (1991): pp. 495–512.

更大的灵活性和机动性，国家重新展开制度谈判或退出机制的成本较低。因此，不确定性程度越高，国家越倾向于选择非正式国际机制。虽然从非正式机制的优势角度，利普森为国家的制度形式选择提供了全面的解释，但这一路径存在的问题在于，将国家视为单一行为体，没有打开国家"黑箱"，忽略了国家偏好的来源。

基于此，一批研究者从国内社会团体与群众的偏好、国家对于承诺的可信性需求及国家间依赖的结构性特征等角度对国家的偏好做出解释。① 具体来说，这些研究指出，当国内缺乏某项机制安排的支持团体，或表达支持的社会团体的影响力不够时，国家难以产生参与正式国际机制的内生性偏好；当某项条约或制度安排符合选民的整体利益，但不利于特定的利益集团或社会团体时，为规避复杂的批准程序，保证政策调整的灵活性，国家会偏向于非正式国际机制；当机会主义行为的预期风险较低，且国家之间的政策偏好趋同时，国家无须缔约方做出可靠的政治承诺，就会偏向于选择非正式机制；在排他性结构状态下，当多数国家偏好非正式国际机制时，少数国家无法通过退出机制的威胁获得议价权，少数国家会服从多数国家，选择非正式机制；在非排他性结构状态下，国家在退出机制的情况下依然可以获得合作好处，少数国家可以借助"威胁退出"策略获取机制选择的话语权，因此，即使只有少数国家偏好非正式机制，最终做出的集体选择依然是偏向非正式国际机制。

其次，就集中化而言，芭芭拉·凯里迈诺斯（Barbara Koremenos）等学者指出，从广义上看，高度集中化的制度应具备信息的收集和传播、减少交易成本、增强执行力等各项功能。② 基于对集中化的宽泛理解，凯里迈诺斯等学者从行为和后果的不确定性、行为体数量、执行问题等维度为制度集中化水平的差异提供解释。第一，国家行为的不确定性越大，制度的集中化水平就越高。这是因为集中的信息收集不仅让国家能够及时了解他国行为，还为国家行为背后的意图提供解释。各方可以更加准确地判断他国的违约行为是故意为之，还是受到情势恶化或能力不足的限制，进而减少国家之间的误

---

① 刘宏松：《正式与非正式国际机制的概念辨析》，《欧洲研究》2009 年第 3 期，第 91 - 106 页。
② Barbara Koremenos, Charls Lipson and Duncan Snidal, "The Rational Design of International Institutions", *International Organization*, vol. 55, no. 4 (2001): pp. 771 - 772.

解，增强合作。第二，外部环境的不确定性越大，制度的集中化水平就越高。在面临不确定的外部环境时，国家会受益于信息的收集和汇总，各国会倾向于分担必要的信息沟通成本。第三，行为体数量越多，制度的集中化水平越高。当参与合作的国家数量增加时，以集中化谈判代替频繁的双边或多边谈判可以有效避免谈判内容的重复，降低交易成本和决策成本。同时，随着参与者数量的增加，信息的集中收集和惩罚措施更有价值。集中化的制度安排可使不合作行为受到其他国家的集体惩罚，而不只是来自受害国的报复。集体性惩罚会增强国际遵约的动机。第四，执行问题越突出，制度的集中化水平就越高。当背叛行为带来的收益大于合作带来的收益时，国家会陷入集体行动的困境。此时，集中化机构能够借助严苛的制裁程序降低国家的违约动机。

最后，就授权化而言，有学者基于委托-代理模式对国家授权第三方的动机进行解释[1]，另有学者基于社会学视角对国家的授权行为及国际组织作为第三方机构的自主性做出解释。[2]

（二）综合性理论解释

除针对制度化水平单一维度的解释路径之外，阿伯特等人对国家选择"硬法"或"软法"的动机进行综合分析，全方位解读义务性程度、精确性程度、授权性程度三大制度化维度的影响因素。[3] 他们指出，义务性程度、精确性程度、授权性程度较高的为"硬法"，反之为"软法"。在"硬法"的约束下，国家可以减少合作的交易成本，增强承诺的可信度，但国家的主权权利和自主性也受到限制。

阿伯特等人认为，在以下四种情形下，参与者会选择"硬法"。[4]

---

[1] Daniel Nielson and Michael Tierney, "Delegation to International Organization: Agency Theory and World Bank Environmental Reform", *International Organization*, vol. 57, no. 2 (2003): pp. 241 – 276; Mark Pollack, "Delegation, Agency and Agenda-Setting in the European Community", *International Organization*, vol. 51, no. 1 (1997): pp. 99 – 134.

[2] Michael Barnett and Martha Finnemore, "The Politics, Power and Pathologies of International Organizations", *International Organization*, vol. 53, no. 4 (1999): pp. 699 – 732.

[3] Kenneth W. Abbott and Duncan Snidal, "Hard and Soft Law in International Governance", *International Organization*, vol. 54, no. 3 (2000): pp. 421 – 456.

[4] Kenneth W. Abbott and Duncan Snidal, "Hard and Soft Law in International Governance", *International Organization*, vol. 54, no. 3 (2000): pp. 424 – 434.

第一,当制度设计的参与者对承诺的可靠性要求较高时,会倾向于选择"硬法"。通过两种方式,"硬法"使承诺变得更加可信:一种是限制行为体对于规则的灵活解释权;另一种是提高行为体的违约成本。一旦行为体签订具有法律拘束力的条约,将会因"违法"而付出巨大的声誉成本。以下三种情况使参与者对政治承诺的可靠性有较高要求。其一,当参与者能从制度中获得收益,但对方的机会主义倾向较为明显时,参与者对承诺的可靠性有很高的要求。尤其是当违约行为具有很强的外部性,即一个行为体的不遵守行为会波及其他行为体时,制度参与者对承诺的可靠性会有较高的要求。相反,对于一些协调性博弈,个体的机会主义行为不会为其他行为体带来成本,则参与者对承诺可靠性的要求相对较低。其二,对于一些难以察觉的不遵守行为,制度的参与者会更倾向于选择可靠的政治承诺。例如,在两国的军备竞赛中,一方很难侦察到另一方的机会主义行为。其三,参与者拥有组织内部某一方的支持,两方结成联盟,为了预先防止第三方的反对,联盟者会倾向利用可靠的承诺来约束第三方的行为。

第二,当制度设计的参与者对管理和执行的要求较高时,为了降低交易成本,参与者会选择"硬法"。交易成本分为管理成本与执行成本。就管理成本而言,制度在实际运行的过程中会遇到新情况与新问题。为了解决这些具体问题,行为体需要商讨出解决方案。这些解决方案需要与原有的制度和规则相容,各个参与伙伴需要就此展开新一轮的谈判。若制度化水平较高,专门的机构会负责收集各个参与伙伴的意见,并组织谈判与常规讨论。参与伙伴的谈判及行动皆在现有的法律框架与特定程序下进行。任何未经授权的行为都将被视为非法。因此,高制度化水平更便于管理参与伙伴之间的互动,降低管理成本。就执行成本而言,由于"硬法"提供了一系列详细规定和程序,设置了可使参与者付出声誉成本的规范,从而能够有效地执行。因此,与频繁的协商、说服及制裁相比,高制度化水平将减少执行成本。

第三,当确信最终的制度安排符合自身政治策略或偏好时,参与者将积极推动制度的法律化,成为高制度化水平的需求方。在高制度化水平框架下,需求方能够以较低的政治成本敦促其他参与者遵守反映自身政治利益的制度,使参与方之间的政治冲突有效地化解于严格的法律程序内。一般而言,与缺乏法律专业人员的参与者相比,具备专业资源优势的参与者往往更有自信把控制度安排的结果与走向。

第四，参与者选择"硬法"是为了弥补"不完全协议（incomplete contract）"的不足。囿于行为体的有限理性及未来的不确定性，参与者几乎不可能签订一份囊括所有细节的法律文件。过于精确的协约还会带来一系列的问题，例如，繁杂的条约规定可能会耗费参与者的大量时间，过于严苛的条款可能与实际情况严重不符。无论是哪种状况，对于参与者而言，签订一份预测未来方方面面的完整条约都极其困难，而不完善的法律条约又会导致机会主义行为。在制度化水平较高的框架下，即使没有细致、全面的法律条文，得到授权的行政、司法机构也能够在基本法律原则下灵活处理具体事宜。与严苛呆板的条文相比，拥有授权的专业机构在应对情势变迁及突发状况方面更具优势。

与"硬法"相比，"软法"也具有独特的优势。①

首先，"软法"可以有效地降低缔约成本。"硬法"可以有效降低缔约后的执行与管理成本，却提高了条约的缔结成本。由于高制度化水平的安排会增加违约成本，相关方在谈判和起草法律文件时会更加谨慎，从而增加了信息收集、反复协商、专家咨询等缔约成本。国际法的缺位、问题领域的高敏感度、分配问题困境等因素都会增加参与方的缔约成本。而"软法"可以有效地降低这一成本。

其次，"软法"还可以降低主权成本。在签订条约或参与某项国际制度时，国家所要付出的主权成本大多为正，在极少数情况下为负。例如，当一些国际条约的签订是为了抹平国家之间的权力差距，提高某些国家的国际地位时，这些国家付出的主权成本即为负。虽然这一情况不容忽视，但付出正向主权成本的情形在国际社会中更加普遍。当一些重大决策交由外部权威机构做出时，国家需要付出巨大的主权成本。而国际制度在特定情形下对国家的具体行为做出一定限制，国家所付出的主权成本相对较低。然而，即使设定了例外条款或有限让渡条款等"软性"规定，制度化依然会给国家带来难以预测的主权成本。即使是再强大的主权国家，其自主性也会受到限制。主权成本受到国际特性和议题领域的影响。不同议题的主权成本不同，国家在不同的议题领域对制度化水平高低的偏好存在差异。议题差异构成了主权成

---

① Kenneth W. Abbott and Duncan Snidal, "Hard and Soft Law in International Governance", *International Organization*, vol. 54, no. 3 (2000): pp. 434–450.

本的高低谱系。在谱系的一端，在国际交通准则等纯技术性议题上，国家需要付出的主权成本较低。这些事务往往需要专业知识与技能，技术的复杂性使国家在缺乏协调的情况下很难达成协议。在谱系的另一端，国家对于贸易、关税、安全等政治经济议题依然敏感，国家在解决这些议题时更多采取签订双边条约的方式，而不是选择制度化的多边条约。因此，通过签订不具法律拘束力的协议、有限让渡主权，国家可以有效降低主权成本。

再次，"软法"能更好地抵抗不确定性。由于很多国际问题是复杂多变的，短时间内无法得到根本解决，各国也无法预料制度安排的可能后果。"软法"为应对不确定性问题提供了更好的替代方案。一方面，"软法"可以通过降低规则精确程度的方式来对抗不确定性。当国家难以预知未来环境带来的风险成本或收益分配状况时，模糊的制度安排会给予国家行为更多的灵活性。另一方面，"软法"还可以通过精确但不具备法律拘束力的制度安排来对抗不确定性。精确的规则可以让各国在实践的过程中获得实际的收益，不具备法律拘束力的制度使国家能够保持灵活性，避免"硬法"带来的无法预知的不良后果。

最后，"软法"为政治妥协提供可能。对于异质性较强的国家来说，迅速达成精确且具有法律拘束力的协议是不切实际的。"软法"可以使国家之间形成基本共识，但不必短期内达成高水平的制度安排。借此，合作倡议方可以通过"软法"的形式，促使一开始拒绝合作和让步的国家融入制度安排，继而逐渐改变国家偏好，创设良好的合作机遇和前景。

除阿伯特等人提供的解释之外，围绕正式化、集体化、授权化，田野同样对制度化水平做出了综合解释。田野认为，国家间的缔约成本和治理成本共同决定了治理结构的制度化水平。① 首先，就缔约成本来说，议题领域的敏感度越高，缔约国越可能选择制度化水平较低的国际治理结构。由于不同的议题领域对于国家主权权利而言敏感度不一，在安全等高级政治领域，国家主权权利敏感度较高，国家不会轻易将主权让渡给国际组织。在卫生、环境等领域，国家主权的敏感度相对较低。同时，受到国内利益集团、历史记忆或政治制度多种因素的影响，不同国家对于不同议题的敏感度也是有差别

---

① 田野：《国际关系中的制度选择：一种交易成本的视角》，上海：上海人民出版社2006年版，第173页。

的。其次，国家之间同质性越高，缔约国就越可能选择制度化水平较高的治理结构。同质性是指国家之间的政治制度、经济发展模式、意识形态、法律系统及宗教文化传统的一致性程度。缔约国之间的相似度越高，合作谈判的过程越顺利，越可能选择制度化水平较高的治理结构。再次，国家的透明度越高，缔约国越可能选择制度化水平较高的治理结构。在无政府状态下，虽然国家为了保护自身安全，在很多情况下不会表露真实意图，但国家之间决策过程的透明程度或封闭程度存在广泛差异。国家的透明度越高，其他国家越有机会通过各种渠道了解该国的真实意图。同时，透明度还将增加条约缔结的国内听众成本，即一国公开做出某项决策后，倘若拒不执行，将会遭受国内的舆论压力，从而使国家做出的政治承诺越可信。因此，国家的透明度越高，做出的政治承诺越可信，条约缔结耗费的成本越低，越有可能选择制度化水平较高的治理结构。

就治理成本来说，缔结条约之后，监督参与伙伴是否遵守契约、因情势而调整规则、防范参与伙伴的机会主义行为，都需要付出相应的治理成本。治理成本越高，缔约国越倾向于选择制度化水平较高的治理结构。[①] 首先，资产专用性越高，治理成本越高，缔约国越倾向于选择制度化水平较高的治理结构。资产专用性是指在不损失生产价值的情况下，将资产用于其他用途所要付出的成本。资产按其专用性高低分为专用性资产和通用性资产。由于专用性资产往往成为沉淀资本，当交易伙伴出现机会主义行为时，投入专用性资产比投入通用性资产要付出更多的成本。其次，不确定性越大，治理成本越高，缔约国越有可能选择制度化水平较高的治理结构。不确定性与参与者数量有关，参与国家的数量越多，背叛的潜在概率越大，交易面临的不确定性就越大。不确定性还与国家信息的清晰性、一致性和传递成本有关。此外，外生震动（external shock）同样会加深国家交易的不确定性。外生震动主要是指国际环境发生剧烈的结构性变动事件，这类事件会影响国家的行为选择和成本收益计算，使交易伙伴的关系面临更大的不确定性。最后，交易频率越高，治理成本就越高。国家之间的互动越频繁，机会主义行为带来的治理成本越高，国家就越倾向于选择制度化水平较高的治理结构。

---

① 田野：《国际关系中的制度选择：一种交易成本的视角》，上海：上海人民出版社2006年版，第174—175页。

（三）交易成本理论的解释优势

虽然公私伙伴关系的本质属于国际制度的范畴，但私有部门的加入使公私伙伴机制不同于仅由主权国家参与的传统国际制度。与以国家为主要分析单位的传统国际制度不同，公私伙伴关系属于国家、国际组织、企业、非政府组织等多方行为体共同参与的社会治理网络。由于传统的国家中心制度理论不能完全解释公私部门权力地位及其之间的合作关系，因而有必要在修正已有的国际制度理论的基础上，提出符合公私伙伴关系特性的新解释。

与单一维度的解释相比，阿伯特和田野分别基于成本-收益视角和交易成本视角对国际制度法律化或制度化的影响因素进行了综合分析，这些分析有助于我们了解制度化进程及因果解释的全貌。阿伯特等人虽然根据行为体的选择意愿综合分析了不同制度选择为行为体带来的成本和收益，为制度化研究提供了独特视角，但该研究存在的问题在于，混合评析制度形式带来的成本和收益往往让缔约方难以选择最优制度。事实上，在最优制度的选择上，有两种路径。一种是假设选择成本相同，比较制度的收益；另一种是假设选择收益相同，比较制度的成本。基于后一种路径，在提出制度化水平的三个评价维度之后，田野基于交易成本的视角对制度化水平的影响因素进行说明，使制度化水平在一定范围内具有可比性。

除此之外，交易成本的理论视角更符合公私伙伴关系的本质。公私部门之间的合作关系不同于国家之间的权利关系，这种合作关系在一定程度上可以理解为交易关系，而交易关系更强调行为体之间的平等交换。在全球卫生等低级政治领域的公私部门更像平等的交易伙伴，在合作谈判的过程中，极少受到军事实力等高级政治因素的影响。交易的本质是权利让渡，国家间交易是指国家将部分权利让渡给国际组织。公私伙伴关系的交易是指国际组织作为国家的代理方，将公有部门给予的授权权利部分让渡给私有部门，允许私有部门在特定治理领域平等地享有决策权。作为交换，私有部门也会让渡部分资本或技术，以达成交易合作。

交易成本理论最初应用于制度经济学，运用微观分析法研究经济组织，分析对象为市场行为体。田野在借鉴交易成本的基础上，将交易成本经济学的分析对象从私有行为体转为国家，用预期交易成本分析国家的制度选择。作为公有部门与私有部门之间的合作平台，公私伙伴关系模式既包括主权国家这一宏观行为体，也包括企业等微观行为体。微观的交易成本经济学与宏观的国家间交易成本理论都不能完全解释公私伙伴关系这一混合行为体的合作形式。据此，本研究将在已有交易成本理论的基础上，融合国际制度的相关理论，发展出适用于分析公私伙伴关系的制度化理论，以弥补既有理论在解释跨国公私伙伴关系制度化方面的不足。

第二节　跨国公私伙伴关系的制度化及影响因素：基于交易成本的视角

一、研究假定

研究假定是理论推演的逻辑起点，在进行理论探索之前，有必要阐明本研究所依据的研究假定。基于国际关系的理性选择理论与交易成本经济学，这里提出关于交易成本理论的研究假定。

1. 公私部门皆是理性行为体

在经济学意义上，理性是指个体能够依据成本-收益核算，来对其所面临的一切目标及实现目标的方式进行最优化的选择。[①] 在制度主义流派中，理性选择制度主义以理性人假设为起点，考察行为体如何采取相关策略，在制度情境中实现利益最大化。其中，制度是限制行为体策略选择范围的规则，因此，制度从本质上来说是行为体实现理性目标的工具。在国际关系的主流理论中，古典现实主义、新现实主义与新自由制度主义理论都承认了理性假定在国际关系理论中的地位。汉斯·J.摩根索（Hans J. Morgenthau）认为，政治家在挑选方案时总是理性地行动。[②] 肯尼思·沃尔兹（Kenneth Waltz）认为，理性假定将国际体系结构与结构下的行为体联系起来，使理论家能够预测到行为体在结构的限制与激励下会做出何种反应。[③] 罗伯特·

[①] 张宇燕：《经济发展与制度选择》，北京：中国人民大学出版社1992年版，第66页。
[②] 汉斯·J.摩根索：《国家间政治——寻求权力与和平的斗争》，徐昕等译，北京：中国人民公安大学出版社1990年版，第195页。
[③] 肯尼思·沃尔兹：《国际政治理论》，信强译，上海：上海人民出版社2023年版，第84-107页。

基欧汉（Robert Keohane）同样在承认国家是理性行为体的基础上，探讨在无政府状态下，注重成本-收益核算的国家如何在制度的限制或协助下达成合作。① 我们将公私部门视为理性行为体，实则在强调：首先，参与者是目标导向的，为了特定的组织或公司目标，会采用相应的策略和行动。其次，参与伙伴对成本是敏感的，会根据成本来调整组织行为。

2. 公私部门的理性是有限理性

奥利弗·威廉姆斯指出，个体的有限理性是交易成本经济学成立的前提。由于人的理性是有限的，既不可能通晓交易过程中的一切信息，也无法预见未来的各种状况，所以签订的契约注定是不完全的。② 罗伯特·基欧汉也指出，古典理性只是一种理想状态，更符合实际的假定是将行为体的计算能力视作有限度的。③ 本研究采用这个假定是为了说明，与个体一样，国际组织和企业等公私部门的理性同样存在限度，在做出制度安排时，受到不完全信息及不确定性的限制。

3. 公私部门皆存在机会主义行为倾向

由于行为体以追逐利益为目标，在很多情况下会选择背叛或欺骗的策略，损害他者或集体利益，而实现自身的利益目标。威廉姆斯认为，个体的机会主义行为通俗来说是损人利己，包括隐瞒、欺骗等各种混淆视听的行为。④ 我们将国际组织和私有部门视为有机会主义倾向的行为体，旨在强调双方在互动过程中，会优先选择有利于己方的策略，即使这种策略会损害对方利益。作为对理性行为体假定的修订，有限理性与机会主义倾向构成了交易成本存在的前提。

4. 作为成员国的委托机构，国际组织享有一定的自主权力，可代表成员国与私有部门谈判

国际组织的自主性是指其独立于成员国而自发采取行动的能力。在传统

---

① 罗伯特·基欧汉：《霸权之后：世界政治经济中的合作与纷争》，苏长和等译，上海：上海人民出版社2006年版，第34页。
② 奥利弗·E.威廉姆森：《资本主义经济制度——论企业签约与市场签约》，段毅才等译，北京：商务印书馆2002年版，第99页。
③ 罗伯特·基欧汉：《霸权之后：世界政治经济中的合作与纷争》，苏长和等译，上海：上海人民出版社2006年版，第134页。
④ 罗伯特·基欧汉：《霸权之后：世界政治经济中的合作与纷争》，苏长和等译，上海：上海人民出版社2006年版，第65页。

的政府间合作模式下，国际组织的决策与行动易受到具备政治经济资源优势的成员国的影响。在成员国的财政与政治压力下，国际组织能够自由选择的空间是有限的。即便如此，国际组织依然可以通过两大途径在国家间合作的框架内获得自主性：委托-代理和社会学制度主义。如前所述，委托-代理理论指出，成员国与国际组织之间属于委托方与代理方的关系，成员国为了实现特定利益，在某些领域授权给国际组织，成员国有权监控国际组织的行为。虽然成员国能够通过一系列举措监督国际组织的行为，但在监督成本过高或成员国之间偏好不同造成集体行动困境时，国际组织会发生"代理懈怠"，偏离成员国的委托诉求，自主采取行动。在委托-代理框架下，国际组织基本上凭借成员国监督不力或偏好分歧而"被动"获得自主性。

与委托-代理理论不同，社会学制度主义指出，国际组织具有能动性，通过有意识地培育组织权威，能够反向塑造成员国的利益认同与偏好。但无论基于哪一种途径，作为成员国的代理机构，国际组织都拥有一定的自主性。国际组织享有的自主性权利是发生交易的前提，只有拥有权利，才有可能发生权利让渡，产生交易活动。

二、跨国公私伙伴关系：交易成本的定义与来源

从经济学角度来说，交易的一般定义为"权力的让渡"①。在新制度经济学中，罗纳德·科斯（Ronald Coase）率先提出了交易成本的概念。科斯将交易成本定义为获得市场信息、签订交易合约，并在合约的实施过程中进行监督及仲裁调解的费用。② 根据经济学者肯尼思·阿罗（Kenneth Arrow）的定义，交易成本属于经济系统的运行成本，是运行某项制度所消耗资源的价值。③ 在承认阿罗概念的基础上，奥利弗·E.威廉姆森将交易成本形象地比喻为物理学中的摩擦力。④ 我国学者林毅夫进一步将交易成本分为直接成本和间接成本，并罗列了交易成本的可能来源。⑤ 首先，直接成本包括获取

---

① Ronald Coase, "The Nature of the Firm", *Economica*, vol.4, no.16 (1937): p.394.
② 卢现祥：《西方新制度经济学》，北京：中国发展出版社1996年版，第7页。
③ 田野：《国际关系中的制度选择：一种交易成本的视角》，上海：上海人民出版社2006年版，第76页。
④ 奥利弗·E.威廉姆森：《资本主义经济制度——论企业签约与市场签约》，段毅才等译，北京：商务印书馆2002年版，第9页。
⑤ 林毅夫：《再论制度、技术与中国农业发展》，北京：北京大学出版社2000版，第26页。

关于缔约方、交易数量和质量、协议成本和收益等各类信息的费用。其次，直接成本还包括组织谈判、达成协议的成本。最后，交易成本还涵盖了间接成本，间接成本是各方在不确定的环境下表现出的机会主义行为所带来的成本，既包括背叛或欺骗行为带来的损失费用，也包括监督和执行规则带来的治理成本。

公有部门在传统治理模式中扮演关键角色。作为公私部门之间的协商交易，公私合作关系具有交易的最一般属性，即"权力的让渡"。公有部门将原本享有的治理权部分让渡给私有部门，与私有部门共享决策权，以相对平等的关系参与特定领域的治理。在公有部门中，成员国存在广泛的利益分歧，且相对分散，难以作为交易方进行谈判。相较而言，特定治理领域的国际组织拥有集中化的机构、明确的使命叙述及专业权威。在强专业性、低敏感度的卫生和环境等治理领域，国际组织一般享有较大的自主性。作为国际制度的实体表现，国际组织是制度变迁的重要推动者，符合变迁的内源性本质。因此，作为交易方的公有部门主要是指国际组织，公私之间的合作交易是指：作为成员国的代理方，拥有一定自主权的国际组织将部分治理权让渡给私有部门，让私有部门能够以平等的身份分享国际组织在特定治理结构下的决策权与执行权。

与其他领域的交易一样，公私之间的合作交易同样会产生成本。就国家间交易成本来说，田野指出，交易成本主要来自国家的有限理性与机会主义行为倾向。① 具体来说，有限理性主要是指国家的信息收集能力是有限的，不可能获得关于其他交易国家的全部信息。在信息不对称的情况下，国家具有机会主义行为倾向，为避免受到欺骗，就需要付出一定的信息成本。在信息不完全的情况下，当这种背叛行为实际发生时，国家又要承担背叛方造成的损失。在无政府状态下，由于没有法律约束，这种机会主义行为倾向更强。据此，笔者将国家间交易成本分为缔约成本和治理成本，缔约成本事实上分为国家主权的让渡成本及讨价还价、信息收集等产生的成本。治理成本则是指国家在缔结条约之后，调整交易关系，监督和管理国家的机会主义行为所要付出的成本。从图4.1可以看出，国家主权让渡的对象是国际组织或国际

---

① 田野：《国际关系中的制度选择：一种交易成本的视角》，上海：上海人民出版社2006年版，第82页。

制度，但缔约成本和治理成本是在主权国家展开交易活动的过程中形成的。

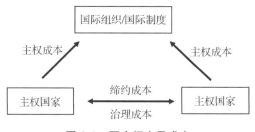

图 4.1 国家间交易成本

来源：笔者自制

与主权国家构建的国际机制不同，在公私伙伴关系框架下，公有部门是全球治理结构的传统主导方，私有部门是治理领域的新型行为体。在形式上，公有部门和私有部门地位平等，双方将权力让渡给公私伙伴关系机构的董事会或决策机构。但在实质上，权力让渡关系真正发生于公有部门与私有部门之间，作为传统权力拥有者的公有部门将部分权力让渡给作为新兴参与者的私有部门，允许私有部门共享某领域的治理权和决策权。就此而言，在公私部门交易的过程中，让渡成本的实质承担方是以国际组织为代表的公有部门，他们将主权国家授予的权力部分让渡给私有部门。作为治理权力的获取方，私有部门在交易过程中付出的成本并非权力成本，而是资源数量的投入成本。

参照交易成本经济学与国家间交易成本理论，根据研究假定的逻辑推演，就公私部门之间的合作而言，交易成本的来源主要分为以下三个层面。

其一，让渡成本。公私部门为达成合作，均需要让渡出部分权力或资源。公私部门皆是理性行为体，会计算合作过程中需要投入的成本。作为新型治理制度的核心参与方，国际组织与私有部门均需要付出让渡成本。其中，作为政府间治理模式的传统参与者，国际组织将治理权力部分让渡给私有部门，需要付出一定的权力让渡成本，包括对于特定议题领域的决策权和控制权。作为等价交换，私有部门付出的成本为投入的资源数量，具体包括资金、技术或人员支持等。

其二，摩擦成本。公私部门的理性皆是有限理性，各方均在不完全信息下做出决定。国际组织与私有部门在交易过程中，会因观念分歧产生讨价还价的成本，因有限理性产生信息收集成本和沟通成本。这些成本被统称为行为体在交往和谈判过程中产生的摩擦成本。

其三，治理成本。国际组织和私有部门是具有机会主义行为倾向的行为体，双方的机会主义行为会带来相应的监督与执行成本。在交易成本经济学中，机会主义的类型分为以下三种。[①] 对于国际组织和私有部门来说，这三种机会主义倾向都会出现在实际交易的过程中。

第一，逆向选择。具体是指个体利用信息不对称，隐瞒自身缺陷或弱点，从集体合作中获得好处。例如，跨国公司在与国际组织的合作中隐瞒不当得利的历史，从合作中获取利润，赢得品牌的良好形象。

第二，道德风险。它是指在信息不对称或缺乏监管的情况下，代理者利用现有协议或规则，获得与其努力不相称的报酬。例如，跨国公司利用伙伴关系早期的制度漏洞，拒绝承担相应的企业责任，通过与国际组织合作"洗白"公司形象。

第三，搭便车。由于公共物品具有非排他性与非竞争性，行为体往往会采取"搭便车"的策略，拒绝承担公共物品的成本，但享受公共物品带来的好处。例如，国际组织不愿与私有部门共享治理权力和相关资源，但在私有部门提供资金和人员支持之后，享受私有部门带来的治理成果。

因此，在国际组织与私有部门的交易过程中，双方都会存在机会主义行为倾向，从而带来了一定的治理成本。

如图4.2所示，与国家间交易不同的是，公私部门的让渡成本、摩擦成本和治理成本的性质及来源不同。国际组织和私有部门承担的让渡成本性质不同，国际组织让渡的是治理权力，私有部门付出的是资源成本。国际组织的权力让渡对象在形式上为公私伙伴关系决策和执行机构，但实质对象为私有部门。摩擦成本和治理成本是在双方互动中，因行为体的有限理性与机会主义行为倾向而产生的成本。

---

① 田野：《国际关系中的制度选择：一种交易成本的视角》，上海：上海人民出版社2006年版，第88页。

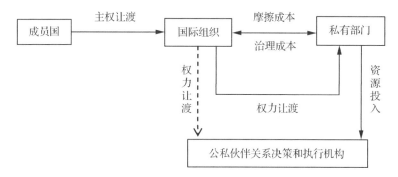

图 4.2　公私部门之间的交易成本

来源：笔者自制

三、跨国公私伙伴关系制度化的影响因素：基于交易成本的视角

基于国家间交易成本理论，在主权国家参与的国际制度框架下，按照制度化水平的划分，国家间治理结构可分为非正式协议、正式协议、一般的国际组织、超国家组织，这四类治理结构的制度化水平呈递增趋势。缔约国选择何种治理结构取决于国家间交易成本。其中，国家间治理成本越高，缔约国就越倾向于选择制度化水平较高的治理结构，以约束国家的机会主义行为；国家间缔约成本越高，缔约国越倾向于选择制度化水平较低的治理结构，以减少主权让渡成本和签约成本。

与国家间交易类似，在跨国公私伙伴关系的制度化阶段，原本的跨部门政治同盟产生分裂，公有部门与私有部门基于各自利益和偏好，就伙伴关系的制度化展开博弈和谈判，最终结果取决于双方付出的交易成本。交易成本可进一步分解为让渡成本、摩擦成本和治理成本。

首先，就权力让渡成本而言，与国家间交易不同的是，公私伙伴关系的谈判方不像主权国家一般属于"相似的单元"，拥有平等的主权地位。由于权力地位的差异，公私部门对制度化水平具有不同偏好。作为公有部门的谈判代表，国际组织在全球卫生等治理领域拥有传统领导地位，公私伙伴关系的制度化水平越高，国际组织需要让渡的权力越大，付出的成本越高。总体而言，国际组织更加倾向制度化水平较低的治理结构。与公有部门相反，作为治理权的新兴参与者和需求方，私有部门希望借助高水平的制度化约束公有部门的行为,分享公有部门的决策权。在交易过程中,私有部门付出的并非权力,而是资金、技术和人力成本。投入的资源成本越高,私有部门对公权力的限制需求越强,对制度化水平要求就越高。据此可以预期,公有部门的权力让渡成本与伙伴关系的制度化水平呈反向相关,而私有部门付出的资源成本与伙伴关系的制度化水平呈正向相关。

其次,公私部门之间的摩擦成本对制度化水平将产生直接影响。双方摩擦越小,信息收集和讨价还价的成本就越低,越有助于制度化进程。

最后,制度化水平越高,对参与方的行为约束就越强。当治理成本较高时,公私伙伴关系要付出高昂的管理和执行成本。为了有效地降低治理成本,约束参与伙伴的机会主义行为,提高管理和执行能力,公私部门会倾向于更高水平的制度化结构。

基于让渡成本、摩擦成本和治理成本,我们需要进一步探究在公私合作交易过程中,这些成本的高低具体受到哪些因素的影响,并由此发展出关于公私伙伴关系制度化水平的理论解释框架。

1. 让渡成本

阿伯特等人指出,由于担心国家主权受到限制及权威地位遭受侵蚀,缔约国往往拒绝支付主权成本,不愿接受更高制度化水平的治理模式。与传统国际关系理论对于国家主权的假定不同,迈克尔·巴尼特(Michael Barnett)和玛莎·芬尼莫尔(Martha Finnemore)认为,国家主权并不是权威的唯一基础,国际组织同样拥有权威。国际组织的权威主要包括三个方面:合法权威、道义权威和专业权威。[①] 合法权威是指国际组织接受国家的授权,履行代理机构应尽的义务,享受合法的授予性权威。道义权威是指国际组织创设的目的在于实现治理领域的公共目标,服务或保护得到广泛认可的原则和价值。通过宣称代表整个国际社会的利益或捍卫普世价值,国际组织能够获得一定的权威地位,并将此作为展开组织行动的道义基础。专业权威是指国际组织凭借丰富的专业知识而具备一定的权威地位。在国际社会中,国家或其他行为体会将技术性较强的事务交付给专业人员来做。通过运用这种权威,国际组织能够有效地吸纳资金、人员等各类资源,实现组织使命。

---

① Michael Barnett and Martha Finnemore, "The Politics, Power and Pathologies of International Organizations", *International Organization*, vol. 53, no. 4 (1999): pp. 699 – 732.

一般而言，制度化水平较高的伙伴关系需要国际组织将权力让渡给伙伴关系的决策机构，决策机构的成员由公有部门和私有部门共同组成，私有部门享有与公有部门同等的投票权。因此，制度化水平越高，国际组织需要让渡的实质权力越多，付出的让渡成本就越高。值得强调的是，不同国际组织对于权力让渡的敏感度是不同的。参照罗伯特·考科斯（Robert Cox）等学者的观点，国际组织可以分为论坛型组织和服务型组织。[1] 论坛型组织的主要功能是为成员国之间的谈判提供场所和制度约束。在论坛型组织制定的规则框架下，各国可以就某一议题如何采取合作行动展开谈判。服务型国际组织是指，基于某领域业已达成的基本规则和合作模式，国际组织凭借机构的资源整合能力和动员能力，执行治理任务和实施具体行动，为全球治理提供公共物品。基于考科斯的标准，本研究指出，为了约束和协调国家间的谈判或互动，论坛型国际组织还承担为某一领域设定规范的功能，因而规范性是论坛型国际组织的应有之义。为了突出论坛型组织的规范功能，我们将这一类国际组织称为规范-论坛型国际组织。就此，国际组织的基本类型可以划分为规范-论坛型组织与执行-服务型组织。

不同类型的国际组织对于让渡成本的敏感度不同，付出的成本也有高低之分。对于规范-论坛型国际组织来说，规范功能要求国际组织能够在特定治理领域以专业视角制定公平的规则。为了保证规则的中立和公正，外界对于规范-论坛型国际组织的道义和专业要求更高。由于规范-论坛型国际组织对于道义权威和专业权威更加倚重，一旦权威地位遭受质疑或限制，该类型组织将付出更高成本。同时，国际组织的论坛功能意味着，国家就特定议题尚未达成协商一致，需要借助组织平台进行协商和谈判。在国家尚未达成共识的领域，国际组织向私有部门进行权力让渡时，偏离委托方诉求的可能性更大，更容易引发成员国的不满，威胁组织的合法权威。

与规范-论坛型国际组织相比，执行-服务型国际组织更为重视组织内部的资源整合能力与执行能力，外界对组织的道义和专业要求相对较低。同时，执行-服务型国际组织发挥作用的议题往往是各国已经达成共识或签订合作方案的领域，国际组织偏离委托方意愿的空间较小，合法权威受到的损

---

[1] Robert Cox et al., *The Anatomy of Influence: Decision Making in International Organization* (New Haven: Yale University Press, 1973), pp. 5-6.

害程度较低。因此，相较于执行-服务型国际组织来说，规范-论坛型国际组织对于权力让渡的成本更加敏感。需要指出的是，规范-论坛型与执行-服务型只是国际组织的两种理想形态，在现实中实际运作的国际组织更多的是两种类型的结合体，兼具规范-论坛和执行-服务功能，但各有侧重。据此，我们可以得出关于公私伙伴关系制度化水平影响因素的第一个假设：

> 假设1：在其他条件给定的情况下，主导型国际组织越趋向规范-论坛型，对权力让渡成本越敏感，公私伙伴关系的制度化水平就越低。

如前所述，在对国家的制度选择做出解释时，阿伯特指出，当确信最终的制度安排符合自身政治策略或偏好时，国家将积极推动制度的法律化，成为高水平制度化的需求方。在高水平制度化的框架下，需求方能够以较低的政治成本，敦促其他参与者遵守反映自身政治利益的制度，使参与方之间的政治冲突在严格的法律程序内得到化解。这一理论同样适用于公私部门的谈判。与公有部门对制度化水平的态度相反，在治理权力结构中处于弱势的私有部门倾向于借助严苛的制度约束公有部门，以期分享公有部门的权力。私有部门属于高水平制度化的需求方。

投入的资源成本越高，私有部门对公权力的约束意愿就越强烈。这是由于作为营利性单位，企业或商会更加看重投资的回报率。高水平的制度化一方面可以约束公有部门的权力，使私有部门不会失去对伙伴关系发展方向的决策权，从而使最终的绩效结果可控；另一方面能够保障公私伙伴关系的执行力，防止公有部门的"搭便车"行为，促进公私伙伴关系产生良好的绩效结果。

同时，投入的资源成本越高，私有部门就越有能力约束公权力。在公私合作的谈判中，想要影响制度安排，推动高水平的制度化，私有部门需要拥有"议价权"。公有部门的谈判杠杆在于治理领域的权威地位，私有部门的优势在于丰富的资金和技术。只有付出高额的资源成本，私有部门才能获得与公有部门讨价还价的权力，才能按照自身意愿推动制度化建设。因此，资源成本越高，私有部门推动制度化建设的意愿和能力越强，制度化水平就越高。据此，我们得出关于公私伙伴关系制度化水平影响因素的第二个假设：

> 假设2：在其他条件给定的情况下，私有部门投入的资源成本越高，

公私伙伴关系的制度化水平越高。

2. 摩擦成本

国际组织和私有部门的理性是有限的。在收集对方信息、反复展开谈判的过程中，公私部门需要付出一定的摩擦成本。摩擦成本越高，制度化水平就越低。

具体而言，卡尔·多伊奇（Karl Deutsch）在研究北大西洋公约组织时指出，决策者之间的价值观趋同是构建"多元安全共同体"的必备要素。[①]亚历山大·温特（Alexander Wendt）同样指出，行为体之间的同质性能够通过减少观念摩擦、增强自我与他者的共有认同的方式，促进观念共同体的形成。[②]据此推断，国际组织与私有部门之间同质性越强，合作越容易达成，伙伴关系的制度化水平就越高。

国际组织与私有部门的同质性主要呈现为，国际组织是否拥有与私有部门的合作传统，国际组织关注的议题领域与私有部门的目标和利益的契合度，等等。一般来说，当国际组织与私有部门之间拥有合作经验，且双方在某些方面的观念相似度或行动协调性较高时，双方更容易达成合作，进而减少有限理性带来的摩擦成本，增强伙伴关系的制度化。相反，双方的异质性越强，摩擦成本越高，制度化水平就越低。据此，我们得出关于公私伙伴关系制度化水平影响因素的第三个假设：

> 假设3：在其他条件给定的情况下，国际组织与私有部门的同质性越高，公私伙伴关系的制度化水平就越高。

公有部门与私有部门之间的异质性并非无法改变。若保持较高的沟通频率，公私部门就能够更加准确地理解彼此的意图，减少误解和信息不对称性，缓解部门之间因异质性而产生的偏见和冲突，增强理解与互信。同时，有效的沟通为公私部门开展社会学习提供了渠道。参照建构主义的视角，行

[①] 田野：《国际关系中的制度选择：一种交易成本的视角》，上海：上海人民出版社2006年版，第94页。

[②] Alexander Wendt, "Anarchy is What States Make of It: The Social Construction of Power Politics", *International Organization*, vol. 46, no. 2(1992): pp. 418–422.

为体遵守相关规则，不完全出于利益计算，还会依据内化的规范和价值。①因此，公私伙伴关系之间保持有效的沟通，不仅会缓解偏见与矛盾，还将催生双方对新观念与新制度的认同。据此，我们得出关于公私伙伴关系制度化水平影响因素的第四个假设：

> 假设4：在其他条件给定的情况下，国际组织与私有部门的沟通频率越高，公私伙伴关系的制度化水平就越高。

3. 治理成本

参考阿伯特的研究，我们可将治理成本进一步分为管理成本与执行成本。就管理成本而言，针对制度在实际运行过程中遇到的新情况与新问题，参与者需要商讨解决方案。在高制度化水平的治理结构下，专门性机构会负责收集信息、提供专业意见，并在既定制度框架下组织集中讨论，协助参与者尽快做出决策，从而大大降低管理成本。就执行成本而言，制度化水平较高的治理结构制定了明确的规则与决策程序，设置了使机会主义行为付出成本的制裁机制，能够有力地督促制度的执行情况。由此推断，管理问题和执行问题越突出，治理成本越高，对制度化水平的要求就越高。阿伯特进一步指出，治理成本的高低取决于合作问题的性质，相较于"协调型问题（coordination problem）"，"协作型问题（collaboration problem）"需要付出更高的执行成本和管理成本。②

对于公私伙伴关系来说，功能类型的不同决定了公私合作问题性质的差异。如前文所述，有学者将伙伴关系划分为四类：第一类是以全球疫苗免疫联盟为代表的筹资实体；第二类是关系网络实体；第三类重点关注药品研发；第四类负责制定卫生领域的规范、规则与标准。为了简化分类，我们将前三类统称为服务型伙伴关系，负责药品的筹资、研发和分配，卫生服务的提供，以及卫生项目的协调等操作性事务。同时，在第四类标准制定型伙伴关系的基础上，增加知识传播的功能类别，将所有涉及行业标准协调与专业知识传播的伙伴关系统一划分为知识型。

---

① Harold Koh, "Why Do Nations Obey International Law?", *The Yale Law Journal*, vol. 106, no. 8 (1997): pp. 2599-2659.

② Barbara Koremenos, Charls Lipson and Duncan Snidal, "The Rational Design of International Institutions", *International Organization*, vol. 55, no. 4 (2001): p. 770.

如表 4.2 所示，按照功能类型的不同，可将公私伙伴关系分为知识型和服务型。前者主要负责产生新的专业知识、制定行业标准、为新知识的传播提供交流平台，后者主要负责在相关领域提供卫生公共物品或服务，实施公共卫生政策。

表 4.2 全球卫生公私伙伴关系的功能类型

全球卫生公私伙伴关系	类型	职能领域
儿童疫苗倡议	服务	发展和改善疫苗
全球疫苗免疫联盟	服务	扩大和改善免疫接种率
全球消除麻风病联盟（Global Alliance for the Elimination of Leprosy, GAEL）	服务	消除目标援助国的麻风病
抗击艾滋病、结核病和疟疾全球基金	服务	财政上支持受艾滋病、结核病和疟疾影响的国家，有效减少患病率和死亡率
促进用肥皂洗手公私伙伴关系（Public-Private Partnership for Handwashing with Soap, PPPHW）	知识	增强公众使用肥皂洗手的意识
国际艾滋病疫苗倡议	知识→服务	实现艾滋病疫苗研发数据共享，研发有效的艾滋病疫苗，提高疫苗可及率
遏制疟疾伙伴关系	服务	防治疟疾，减少疟疾发病率

来源：笔者整理

知识型伙伴关系要解决的问题属于协调型问题，不涉及资源分配和执行难题。[1] 参与伙伴为达成合作，无须付出高额成本，机会主义行为不会带来高额收益。一旦公私部门之间就议程设置或规则的制定达成一致，也无须强制实施。[2] 低水平的制度化已经能够基本满足知识型伙伴关系的治理需要。

与知识型伙伴关系不同，服务型伙伴关系涉及实务操作、资源的投入和分配，具体而言，涉及资金筹募、资金分配、产品采购、提供卫生服务、搭建基础设施、产品和服务的分配等诸多繁杂的事项，属于公私部门间的协作性合作。为了达成伙伴关系的治理目标，公私部门均须付出高额的资源成

---

[1] Marianne Beisheim and Andrea Liese, *Transnational Partnerships: Effectively Providing for Sustainable Development?* (Switzerland: Springer, 2014), p.201.

[2] Duncan Snidal, "Coordination Versus Prisoners' Dilemma: Implications for International Cooperation and Regimes", *American Political Science Review*, vol.79, no.4 (1985): p.932.

本，双方的欺骗和"搭便车"动机更加强烈。为了避免昂贵的治理成本，公私部门合作需要可靠的承诺、严苛的规则及完善的监督与执行部门。只有监督到位，才能有效减少机会主义行为，确保服务的落实。据此，我们得出关于公私伙伴关系制度化水平的第五个假设：

  假设5：在其他条件给定的情况下，公私伙伴关系的功能越偏向服务型，公私伙伴关系的制度化水平就越高。

综上所述，如图4.3所示，在跨国公私伙伴关系的制度化阶段，原有的政治同盟出现割裂，公有部门和私有部门就制度化安排产生分歧，从第一阶段的"团结一致"转为竞争和博弈。制度化水平的博弈结果取决于公私部门付出的交易成本。基于让渡成本、摩擦成本和治理成本，本研究发展出关于跨国公私伙伴关系制度化水平的解释框架。其中，让渡成本受到国际组织类型和私有部门资源投入成本的影响，摩擦成本受到公私部门同质性和沟通频率的影响，而治理成本受到公私伙伴关系功能类型的影响。三类交易成本的高低决定了公私部门的选择偏好与博弈结果，从而决定了公私伙伴关系的制度化水平。

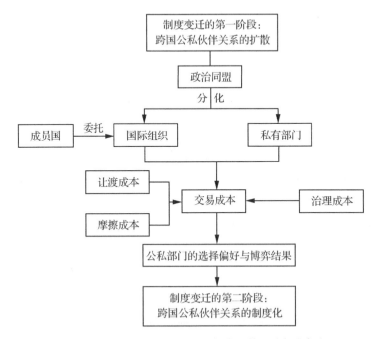

图4.3 跨国公私伙伴关系制度化水平的理论解释框架

来源：笔者自制

小　结

公私伙伴关系在全球卫生治理领域的扩散并不代表制度变迁的实现。在扩散的基础上，如何推动公私部门之间的深度合作，将伙伴关系的合作模式制度化和稳定化，成为制度变迁的第二阶段目标。一旦伙伴关系的参与方做出有拘束力的社会承诺，制定清晰的规则和战略计划，建立集中化结构和监督程序，公私伙伴关系将会变得更加稳定，进而降低解散风险。

在跨国公私伙伴关系的制度化阶段，第一阶段的政治同盟将出现内部分化。由于权力地位和利益立场的不同，公私部门之间对制度化安排的偏好存在分歧，而最终的制度化水平将取决于双方付出的交易成本。参照交易成本经济学和国家间交易成本理论，本章在修正性地运用交易成本理论的基础上提出，公私伙伴关系符合交易的"权力让渡"本质。在跨国公私伙伴关系的新型治理模式下，成员国将权力让渡给国际组织，国际组织进一步将权力让渡给私有部门，允许私有部门以平等的形式参与全球治理。作为交换，私有部门也需要付出相应成本。在具体的交易合作中，公私部门要承担让渡成本、摩擦成本和治理成本。交易成本的高低将影响公私部门的制度选择，从而影响制度化水平的高低。通过进一步考察影响让渡成本、摩擦成本和治理成本的因素，我们得出关于跨国公私伙伴关系制度化水平的理论解释框架。

第五章

联合国儿童基金会、世界卫生组织所主导的全球卫生公私伙伴关系的扩散

20世纪90年代,在全球卫生治理领域,随着发展援助组织、非政府组织、慈善基金会等跨国民间社会力量更加关注弱势群体的健康问题,世界卫生组织和联合国儿童基金会等联合国机构运营的国际环境发生了根本性变化,制度创新的条件已悄然孕育。

为验证跨国公私伙伴关系的扩散机制理论,本章将选取联合国儿童基金会与世界卫生组织及其主导下的公私伙伴关系作为研究案例,开展过程追踪和实证检验。之所以选择这两大国际组织作为案例,原因有两点:首先,由于它们是全球卫生领域影响力领先的国际组织,两个机构主导和参与的伙伴关系基本描绘了全球卫生伙伴关系的整体扩散图景;其次,两大机构的组织类型、组织文化、历史传统和领导人偏好各有不同,但在"政治同盟"机制的作用下,都参与并主导了全球卫生公私伙伴关系的扩散进程。其中,与联合国儿童基金会相比,世界卫生组织符合"最不可能案例"的特征。其一,与始终具有危机意识的联合国儿童基金会相比,世界卫生组织缺乏创新传统、实用意识和变革精神。其二,与长期和私有部门保持合作的联合国儿童基金会相比,世界卫生组织缺乏与私有部门的合作传统。其三,基于组织的规范职能和中立形象,世界卫生组织一直警惕与私营部门接触过密,防止私利侵害公共利益。

据此,如果缺乏变革精神、缺乏与私有部门的合作传统、与私有部门异质性较强的世界卫生组织也符合"政治同盟"的理论预期,选择与私有部门展开合作,成功推进公私伙伴关系的扩散,那么对于没有这些不利条件的国

际组织（如联合国儿童基金会）而言，更有理由预期"政治同盟"解释机制的有效性。

第一节　联合国儿童基金会所主导的全球卫生公私伙伴关系的扩散

一、20世纪40年代至70年代：联合国儿童基金会与私有部门的合作传统

联合国儿童基金会（简称"儿基会"）自创设之日起，就面临着合法性压力。从一个"不被需要"的多余机构到享有盛名的国际组织，儿基会的成功离不开一以贯之的紧迫意识、改革精神、合作精神及注重实用与效率的组织传统。

成立之初，联合国儿童基金会属于物资援助型组织，经过数十年的发展，通过对儿童健康权利的强调和转向，儿基会对全球性卫生政策的影响力逐渐增强。1946年，为了支援第二次世界大战后欧洲的儿童健康，联合国特设儿童紧急救助基金会（United Nations International Children's Emergency Fund，UNICEF），为战后欧洲国家的儿童提供食物、衣服、营养品与药物等紧急救济。然而，随着战后欧洲经济的复苏，儿童紧急救助基金会的存续成为争论的焦点。停止该基金会运作的主要依据有以下两点：其一，基金会创设的紧急情况已经结束。其二，建立一个与年龄段相关的援助机构是不合理的，这个机构与其他的联合国专门机构的业务存在重叠，导致人力和财力的浪费。例如，国际劳工组织的任务包括保护童工，联合国教科文组织铺展的教育工作主要针对儿童，粮农组织在营养方面同样兼顾儿童，等等。

面对生存压力，在创始人路德维克·莱赫曼（Ludwik Rajchman）的带领下，一方面，儿基会证明了紧急情况并没有因为战争的结束而停止，发展中国家儿童面临的健康问题与战后欧洲同样严重。因此，儿基会需要把援助重点从欧洲转向发展中国家。另一方面，儿基会向外界证明了新机构具备联合国其他专门机构所不具备的独特优势和功能。为了与世界卫生组织区分，儿基会并未将关注点放在为国家提供公共卫生建议等倡议性功能，而是着重

实地运营，为受援国提供食品、药品、保健设备等物资。为了提高机构竞争力，儿基会的领导人及工作人员还努力提高机构的资金筹措能力、灵活反应能力及行政工作的效能。为了化解外部压力，早期的儿基会便创立了注重服务、实用、效率的传统。

凭借机构的独特优势和服务型职能，1950年，在联合国第三委员会举行的辩论中，第三世界国家代表对儿童紧急救助基金会表达了赞赏，并力证其存续对于发展中国家而言意义重大。会议最终决定延长儿童紧急救助基金会的存续期限，时长为3年，并正式将其更名为"联合国儿童基金会"。1953年，联合国大会正式取消对于儿基会存续的时间限制，儿基会成为永久性联合国专门机构。秉持"儿童健康高于政治分歧"的原则，联合国大会为儿基会的正式运转提供了大量资金与技术支持，儿基会的援助重点从欧洲转向发展中国家，援助计划也发生了相应改变。这一时期，玛姬·布莱克（Maggie Black）在《儿童与国家：联合国儿童基金会的故事》中写道：

> 联合国儿童基金会正处于蜕变过程中……我不断反思组织在改善儿童福利方面应该发挥什么作用，又如何推动儿童福利成为国家经济与社会发展的核心议题。①

20世纪60年代，联合国大会将这一时期设定为"发展的十年"，并呼吁所有的成员国为消除欠发达地区的贫穷、饥饿、无知和疾病做出的努力。这同样是非殖民化的10年。非洲17个前殖民地国家获得独立，大部分新近独立的国家面临着人口爆炸式增长的局面，亟须发展援助。在此背景下，儿基会从战后紧急救助模式逐渐调整为关注发展中国家的发展，并推出"国别方案"（Country Approach）等举措，协助第三世界国家根据自身需要设定发展优先事项。通过一系列的改进和创新举措，儿基会跻身联合国"发展机构集团"，由单一的物品救济组织成功转变为影响力广泛的发展援助组织。

1961年6月，儿基会执行主任莫里斯·佩特（Maurice Pate）向执行委员会提交一份《发展中国家儿童》（"Children of the Developing Countries"）

---

① Maggie Black, *The Children and the Nations: The Story of UNICEF*, New York: United Nations Children's Fund, 1986, accessed May 1, 2023, https://www.unicef.org/media/88451/file/The-Children-and-the-Nations.pdf.

的报告。该报告认为,发展中国家应将儿童的需求纳入国家发展计划。儿基会不仅要考虑儿童及其父母的需求,还要考虑儿童整个成长阶段的需求。因此,儿基会要在提供食物、营养品等救济物资的基础上,在儿童教育、妇女问题、卫生基础设施等其他领域发挥实质性作用。在这些领域,儿基会可以通过提供医疗设备、药品、车辆及教育培训津贴等多样化形式开展援助。就此来说,儿基会的援助范围不断扩大,为跻身联合国"发展机构集团"夯实基础。

同时,儿基会还开创性地推出灵活的"国别方案"举措。佩特在报告中继续指出,在很多情况下,国家为了获取援助资格而被迫接受不符合国情的若干标准。发展中国家政府希望儿基会的援助计划能够针对国家的实际需求。对此,佩特表示,儿基会将迅速做出反应,采取更加灵活的"国别方案",协助各国全面调查本国儿童的实际需求。根据实际需求的不同,儿基会将实施多样化的援助计划,参照国情设置特定的援助重点、援助方式和援助时限。此外,儿基会还将综合考虑各个项目的优势和受援国的诉求,并优先实施得到受援国认可的援助计划。儿基会还将基于卫生、营养、社区发展、教育和社会福利等议题的相互依存性,为国家量身定制有效的援助与发展方案。受人瞩目的"国别方案"是儿基会在20世纪60年代的标志性创举。随着"国别方案"的提出,儿基会的援助项目逐渐在国家层面扎根。与联合国其他机构形成对比的是,儿基会内部超过一半的全职员工由来自发展中国家的专家担任。儿基会还在发展中国家内部雇用了大量工作人员,以确保援助战略由熟知当地语言文化与社会情况的团队来计划和执行。1965年,联合国儿童基金会被授予诺贝尔和平奖,以表彰该机构和执行主任莫里斯·佩特的创新力与影响力。1971年,联合国大会通过的2626号决议正式认可"国别方案"的优越性与合理性。[1]

20世纪70年代,儿基会对于发展中国家儿童福利议题的关注得到了广泛支持,援助规模不断扩大,手段日趋多样化。在这一时期,儿基会对卫生治理的关注更多地停留在初级卫生服务领域。与此同时,儿基会开始重视与非政府组织等社会团体的合作。1970年10月24日,联合国大会宣布第二个

---

[1] Thomas G. Weiss, *International Bureaucracy: An Analysis of the Operation of Functional and Global International Secretariats* (London: Lexington Books, 1975), p.129.

"发展的十年"于1971年1月1日开始,并通过了"十年国际发展战略"。成员国承诺采取政策和措施,缩小发达国家与发展中国家的差距,建立公正的世界经济和社会秩序。儿基会则关注第二个"发展的十年"与儿童相关的若干目标:提高儿童入学率、降低文盲率、制订国家层面的卫生计划、改善儿童的营养水平、保障儿童和妇女享受发展红利。然而,这一时期的世界发展形势并不容乐观,工业化国家与欠发达国家之间的经济差距继续扩大。1971年,布雷顿森林货币体系瓦解。1973年,第四次中东战争的爆发使得国际石油价格暴涨,结束了廉价能源时代。商品与制成品的价格上涨增加了发展中国家的外债负担。"不结盟国家"于1973年9月表示,第二个"发展的十年"计划宣告失败。1976年,联合国大会通过了一项决议,该决议要求世界卫生组织及相关机构在改善发展中国家人民的健康状况时,优先考虑疾病预防、营养不良等议题,并强调基本健康需求的重要性。[1] 同年,儿基会声称全世界1 000万左右的儿童严重缺乏食物,执行委员会随即宣布发展中国家进入"儿童紧急情况"(Emergency for Children)。1975年,儿基会与世界卫生组织展开合作,派出工作小组在9个发展中国家进行实地调查之后,推出研究报告《满足发展中国家基本健康需求的可选方案》(Alternative Approaches to Meeting Basic Health Needs in Developing Countries)。该报告指出:

> 要坚决推进国家层面的医疗系统改革,为弱势群体提供医疗服务。世界卫生组织和联合国儿童基金会需要采取相关行动,改善广大发展中国家的基础公共卫生服务状况。在条件允许的情况下,负责基础卫生服务项目的工作人员应该根据社区的需求,在咨询社区意愿的情况下,协助开展工作。[2]

这项研究报告提出的"基础公共卫生服务"推广方案得到了儿基会执行委员会的认可和执行。1976年,儿基会执行委员会承诺将以社区为单位,灵活扩展发展中国家的基础医疗服务范围。在方案的执行过程中,儿基会充分调动了社区群体的积极性。儿基会的工作人员定期对社区群体开展简单的医

---

[1] *Expansion of Basic Services Provided by the United Nations Children's Fund in Developing Countries*, accessed 11 Feb., 2024, https://docs.un.org/en/A/RES/31/165.

[2] Djukanovic Mach, *Alternative Approaches to Meeting Basic Health Needs in Developing Countries: A Joint UNICEF/WHO Study*, accessed May 1, 2019, https://apps.who.int/iris/handle/10665/40076.

疗培训，如婴儿称重等。经过培训，这些志愿者能够成为社区提供简单医疗服务的"赤脚医生"。①

这一时期，在推行"基础公共卫生服务"方案的同时，儿基会还借助宗教团体等非国家行为体的力量提升机构的影响力。1973 年，比利时神父、国际天主教儿童局（International Catholic Child Bureau，ICCB）秘书长约瑟夫·莫尔曼牧师提出设立国际儿童年（The International Year of the Child）的倡议。莫尔曼指出，这一倡议不仅是为了儿童事业，也是儿基会的利益所在。1975 年，儿基会执行委员会审议并正式通过该提案。梵蒂冈教皇对此表示祝贺。在教皇及宗教非政府组织的协助下，儿基会成功推动该提案获得了各国政府和联合国其他机构的支持。

1976 年，在《儿童权利宣言》发表 20 周年之际，联合国大会正式宣布 1979 年为国际儿童年。大会还指定儿基会为"负责协调国际儿童年活动的领导机构"。1981 年，联合国大会重申了儿基会作为国际儿童年后续活动的领导机构，这些活动与儿童年的目标密切相关。联合国国际儿童年的设立使国际社会更加关注儿童议题，也使儿基会有机会关注到之前忽略的问题，如发展中国家的流浪儿童问题。这一运动有利于儿基会与国际、国际与地区各个层级的非政府组织展开合作，还扩大了儿基会的影响力和倡议范围，使儿童相关议题在成员国政府及捐助机构中的接受度更高。

二、20 世纪 80 年代：全球卫生公私伙伴关系零星出现

20 世纪 80 年代之后，儿基会面临严重的财政危机。在全球性债务危机和组织预算收紧的情况下，作为服务提供和物品援助型国际组织，儿基会的实地活动明显受到了限制。在外部压力下，儿基会执行主任姆·格兰特（Jim Grant）上任后，提出了一系列的创新型倡议与改革行动，从儿童生存革命到巴马科倡议，从全球根除脊髓灰质炎行动到儿童疫苗倡议，从《联合国儿童权利公约》到《儿童生存、保护和发展宣言》，无一不体现了格兰特作为政治创业家的创新智慧与改革魄力。格兰特在任期中不仅有效改善了组织面临的财政压力，还在全球卫生治理领域最大限度地扩大了儿基会的影响力。

---

① Alba Zizzamia, "NGO/UNICEF Cooperation: A Historical Perspective", *UNICEF History Series* (New York: UNICEF, 1987), pp. 37-40.

作为政治创业家,格兰特的改革举措大体分为三类:缩小组织的服务目标范围,采取"优先举措"实现有限目标;利用组织倡议能力扩大组织影响力;与私有部门展开合作。这三类举措互相交融、互相促进,共同推进了儿基会计划与方案的巨大进步。第三类创新型举措直接引发全球卫生公私伙伴关系在20世纪80年代的零星出现,对全球卫生治理领域的制度变革产生了深远的影响。

(一)缩小组织服务目标范围,采取"优先举措"

就缩小组织服务目标范围而言,1982年12月,格兰特发起了一场卫生领域的儿童生存与发展革命(CSDR)。①儿童生存与发展革命不再关注广泛的发展目标,而是缩小组织的关注范围,针对特定议题采取"优先举措",致力于采取疫苗援助等措施降低可预防疾病的发病率。格兰特建议,儿基会需要将降低婴幼儿死亡率作为工作重点,并努力达成5岁以下儿童每年1 500万死亡人数减半的目标。①为达成该目标,儿基会建议采取有效的干预措施来预防婴幼儿的常见感染疾病,并有针对性地推出GOBI(Growth monitoring, Oral rehydration, Breast feeding and Immunization)战略。② GOBI战略包含四种基础医疗服务:G是指生长检测,即定期检查儿童的健康、营养与发育状况;O是指口服补液疗法,用以治疗腹泻;B是指母乳喂养,这是儿童营养的起点;I是指疫苗接种,包括6种可预防的儿童疾病(结核病、白喉、百日咳、破伤风、脊髓灰质炎和麻疹)。儿基会认为,这些医疗服务相对而言成本较低,但对于改善儿童的普遍健康状况至关重要。此外,有效的干预措施还将使捐赠方看到有形的成果,消除"捐赠冷漠",展示组织在财政状况不断收紧之际依然能够发挥实质性的作用。

为了持续推动GOBI战略,儿基会在此后的多项报告中强调初级卫生服务与优先项目策略的重要性。1987年,在儿基会发布的《世界儿童状况》报告中,格兰特将当时儿童面临的境况描述为"无声的紧急情况"。格兰特指出,与自然灾害和人为战争相比,贫困、无知、疾病、营养不良、残障造

---

① UNICEF, *The State of the World's Children* 1996 (New York: Oxford University Press, 1996). accessed May 1, 2023, https://www.unicef.org/media/84756/file/SOWC-1996.pdf.

② Anne Lafonds, "Spotlight on International Organizations", *Health Policy and Planning*, vol.9, no.3 (1994): p.344.

成的儿童灾难虽然"无声",但导致了大量儿童的死亡。报告指出:

> 在过去的2年中,印度和巴基斯坦的儿童死亡人数高于非洲大多数国家的总和。1986年,孟加拉国的儿童死亡人数高于埃塞俄比亚,墨西哥的儿童死亡人数高于苏丹,印度尼西亚的死亡人数高于萨赫勒地区8个干旱国家的总和。迄今为止,当今世界儿童面临的紧迫情况是可预防疾病的大面积感染和普遍的营养不良问题。这些紧急事件不如饥荒、干旱、洪水震撼,却悄无声息地造成280 000名儿童的死亡。但好消息是,通过在发展中国家推动低成本的基础医疗服务,可以有效改善世界范围内儿童疾病感染和营养不良等卫生状况。①

1987年9月,在马里巴马科召开的非洲卫生部长会议上,儿基会提出《巴马科倡议》。该倡议是GOBI战略在发展中国家的灵活运用,其主要理念是通过药品的低价销售来加强儿童基础保健。儿基会建议发展中国家以社区为单位建立卫生服务中心,政府或捐赠方将为这些服务中心提供所需的医疗设备、药品、疫苗及培训基础医疗工作者的薪水,社区人员在接受卫生服务中心的医疗服务时,只须支付部分药物和医疗费用。这些支付费用将被纳入一个循环基金库,用以持续地购买医疗物资和设备,或用于其他社区项目。格兰特在推动《巴马科倡议》上起到了关键作用。起初,该倡议引发了世界卫生组织等公共卫生组织的联合反对,但在格兰特的斡旋和说服下,世界卫生组织最终加入了该项倡议。

基于GOBI战略,儿基会进一步聚焦儿童疫苗免疫领域。1988年,为了配合世界卫生组织在1974年推出的扩大免疫计划(Expanded Program on Immunization, EPI),儿基会发起普及儿童免疫运动(Universal Child Immunization, UCI),将工作重心放在提高全球疫苗免疫覆盖率上。② 这一时期的儿基会虽然继续支持其他的卫生领域计划,但争取全球80%的疫苗覆盖率成为这一时期最核心的组织目标。

---

① *The State of the world's Children*, accessed 11 Feb., 2024, https://www.unicef.org/media/90251/file/SOWC-1987.pdf.

② Anne Lafonds, "Spotlight on International Organizations", *Health Policy and Planning*, vol. 9, no. 3 (1994): p. 345.

（二）强化组织倡议能力，扩充政治资源与扩大影响力

就第二类改革举措来说，借助格兰特的公关技巧与个人魅力，儿基会不断强化倡议能力，最大限度地扩大组织影响力，为推行新倡议及构建公私合作奠定了坚实的基础。根据社会学的相关理论，国际组织的倡议能力是专业权威的有益补充，往往决定组织能否在一套规范框架下成功"教化"国家，塑造国家偏好，使国家按照组织规则行事。

自成立以来，儿基会一贯具备较强的宣传和倡议意识，倡议活动常以务实且平和的方式进行。儿基会去集中化的运营模式及各个部门的自主性增强了组织的倡议能力。在具体运作过程中，儿基会由下而上创设了国家委员会，国家委员会在各个国家采取全面的动员与宣传方式，与各国政要、商界人士、各领域专家及民众保持紧密的联系。儿基会还是首个任命名人为亲善大使的联合国机构。1984 年，儿基会开始任命各界名人作为亲善大使，对组织的使命叙述进行宣传。社会名人可以发挥其特有的名人效应，呼吁广大公众关注与儿童权利保护相关的问题及脆弱儿童的需求，传递爱心力量。因此，与其他国际组织相比，儿基会在国家层级的社会网络更加庞大，宣传和动员能力更强。

借助灵活的倡议与宣传途径，儿基会推动各国签署了《儿童权利公约》，并开创性地发起世界儿童首脑峰会。其中，《儿童权利公约》的起草、通过和批准以前所未有的迅捷速度完成，截至 2009 年，已有 193 个国家签署该公约。[①] 时至今日，该公约仍是获得最多国家批准的人权公约。而儿基会倡议下的世界儿童峰会是有史以来的第一次世界性首脑峰会，有 71 位国家元首或政府首脑（包括 7 国集团的所有首脑），以及来自其他 88 个国家/地区的代表出席了会议。

《儿童权利公约》的成功签署既得到了私有部门的观念支持，又体现了儿基会强大的宣传与倡议能力。起草《儿童权利公约》的建议最初由一部分成员国政府和非政府组织向联合国儿童基金会提出。格兰特起初并不愿参与其起草工作，与权利问题相比，格兰特对于儿童具体福利的改善更加感兴趣。在与非政府组织关于倡议进行持续互动的过程中，受到私有部门观念的

---

① 庆祝《儿童权利公约》颁布 20 周年，https://www.unicef.cn/media/7541/file/2010 年世界儿童状况报告.pdf，访问时间：2024 年 2 月 11 日。

影响，在 1987 年，格兰特最终被说服成为《儿童权利公约》的发起人。在《儿童权利公约》草案的基础上，儿基会增加了"儿童生存权"的相关内容，强调了医疗、食物、营养等儿基会现阶段正在关注的议题，构成了《儿童权利公约》草案的主体内容。确立《儿童权利公约》文本后，格兰特发起了一场声势浩大的宣传与倡议运动，借助个人的公关技巧及组织在各个国家的宣传网络，儿基会逐一对联合国政府间论坛代表、各个政府议员、非政府组织及工业化国家和发展中国家的新闻媒体展开游说，以推进《儿童权利公约》的签署和批准。

1989 年 11 月 20 日，《儿童权利公约》在联合国大会通过，并于 1990 年生效。2000 年，该公约得到 193 个政府中的 191 个政府的批准（美国是签署国，但不是缔约国，索马里尚未签署或批准该公约）。《儿童权利公约》的通过极大增强了儿基会的合法性权威与道义权威，在全球范围内最大限度地扩大了组织影响力。1988 年 12 月，儿基会提出召开关于儿童议题的首脑会议，以期解决各类儿童问题。儿基会在描述这一倡议时指出：

> 只有世界领导人首脑会议开始史无前例地讨论儿童议题，才能真正提升儿童问题在世界范围内的优先地位。儿基会希望在具体的执行计划上，与各国首脑达成峰会协议。据此，我们可以联合采取行动挽救儿童的生命，保护他们的健康成长，为他们营造良好的国际与国内环境。[①]

在格兰特的倡议与争取下，1989 年 8 月，6 个国家的国家元首或政府首脑率先同意召开会议，计划由世界卫生组织、联合国教科文组织、联合国人口基金会、世界银行、国际劳工组织及 25 个成员国的代表参加会议。1990 年 9 月 29 日至 30 日，关于儿童议题的首脑会议在联合国总部举行。会议上，153 位政府和联合国机构领导人共同承诺，截至 2000 年实现 27 个儿童健康、教育和发展目标，具体包括针对性降低妇婴死亡率，改善儿童营养不良问题，降低文盲率，推进卫生保健和计划生育，提高儿童教育水平，改善水资源质量，提高初级卫生服务水平，等等。会议结束之际，各国领导人共同签署了首脑会议的《儿童生存、保护和发展宣言》及相关的行动计划。至

[①] UNICEF, *First Call for Children*, 1990, accessed March 1, 2023, https://www.unicef.org/media/85571/file/WSC-declaration-first-call-for-children.pdf.

此，儿童的基本权利史无前例地得到 194 个成员国的普遍承认，儿基会的影响力得到空前提升。

《儿童权利公约》的签署及世界儿童首脑峰会的成功召开，离不开儿基会的倡议和宣传能力，为儿基会汇聚各国的政治意愿和资源以满足援助需求提供了机会，强化了儿基会的组织权威与影响力。

（三）借助组织优势和私有部门的支持，构建公私伙伴关系

在格兰特的三类改革举措中，对卫生领域产生深远影响的是与私有部门构建公私伙伴关系。可以说，公私伙伴关系的成功构建离不开外部财政压力的刺激、格兰特作为政治创业家的改革决心与过人智慧、儿基会的倡议能力、成员国与私有部门的支持。

首先，与私有部门构建合作关系是格兰特消解组织财政危机的有效方式。通过与私有部门展开合作，儿基会不断拓宽资金来源，并采取创新型筹款方式，减少对成员国捐赠的依赖程度。在格兰特的努力下，儿基会的自愿认捐数额从 1980 年的 3.13 亿美元增加到 1994 年的 10.06 亿美元。[1]

其次，与世界卫生组织相比，联合国儿童基金会始终保持创新精神以及对私有部门的开放态度，这一点在儿基会与私有部门构建全球根除脊髓灰质炎行动以及说服世界卫生组织加入儿童疫苗倡议的过程中得到体现。更值得一提的是，格兰特具备一个政治创业家的基本素质，在进行革新的过程中，常常能够借助自己的专业知识和非凡远见力排众议，克服来自基金会内部的反对声音，这一点则充分体现在儿童疫苗倡议的发起过程中。

再次，作为代理机构，儿基会在与外部行为体结成创新型合作关系方面拥有较大的自主权。这是由于，在儿童健康领域，国家间就促进与保障儿童健康的重要性和必要性已达成广泛共识，但就具体的优先事项及实现方式而言仍存有分歧。由于该领域需要复杂的专业知识、紧密的医疗合作和高度的执行力，成员国有充分的意愿将部分主权让渡给儿基会，赋予其一定的自主权，让儿基会承担全球范围内儿童健康议题的专业职能。与此同时，儿基会的组织自主性并不代表成员国只发挥次要作用。成员国通过两种方式对儿基会施加影响。一方面，儿基会的执行委员会由联合国经济及社会理事会选举

---

[1] Yves Beigbeder, *New Challenges for UNICEF: Children, Women and Human Rights* (Switzerland: Springer, 2001), p.37.

产生的 36 名成员国代表组成，执行委员会负责对儿基会的年度计划与预算进行审批。另一方面，儿基会的资金来自国家、个人、企业及其他基金会的自愿无偿捐赠，因此，成员国可以通过控制"钱袋子"的方式影响该组织的运作方式与方针政策。儿基会与成员国之间的委托-代理关系，使儿基会获得部分成员国的支持成为可能，从而为儿基会构建关于推动公私伙伴关系的政治同盟提供机会。

因此，基于格兰特的创新能力与儿基会的组织能力，在外部财政压力的刺激下，儿基会借助成员国和私有部门的支持，在 20 世纪 80 年代成功发起全球根除脊髓灰质炎倡议（Global Polio Eradication Initiative，GPEI）。[①]

1984 年，跨国民间社会组织国际扶轮社（Rotary International）在与世界卫生组织和儿基会的接触过程中，提议建立全球根除脊髓灰质炎倡议，并表示愿意提供资金和志愿人员支持。格兰特积极响应该项提议，并向国际扶轮社明确表示，该倡议与儿基会关注的儿童生存议题密切相连，儿基会在对外的合作事宜上具有相当的决策权和自由度。与儿基会相比，世界卫生组织的态度相对冷淡，世界卫生组织对与私有部门的合作持保守态度，他们认为这项倡议背离了加强卫生领域横向（公有部门与公有部门之间）合作的原则。儿基会在多次与世界卫生组织沟通的基础上，成功游说美国政府加入倡议联盟。最终，在儿基会的协调与美国疾病控制与预防中心（Centers for Disease Control and Prevention，CDC）的参与下，世界卫生组织同意加入倡议联盟，并于 1988 年批准全球根除脊髓灰质炎倡议。

值得强调的是，这一时期的儿基会已经具备构建公私伙伴关系的一切有利条件，但由于尚未构建起广泛的政治同盟，"孤军奋战"的格兰特没能推动卫生伙伴关系在儿基会主导下的大规模扩散。

三、20 世纪 90 年代中后期：全球卫生公私伙伴关系全面扩散

1995 年，格兰特卸任之后，卡罗尔·贝拉米（Carol Bellamy）正式担任儿基会执行主任。贝拉米任职之际，儿基会正在遭遇合法性危机与财政危机

[①] The Global Polio Eradication Initiative, accessed May 1, 2022, http://polioeradication.org/who-we-are/.

的双重难关。

格兰特过于超前的创新举措及不顾组织内部反对的改革作风遭到儿基会内外的反对和批评，这种批评声音随着格兰特的卸任达到高峰，尤其是针对格兰特的"优先项目"策略的攻击。事实上，关于全面干预和优先干预的争论一直贯穿整个20世纪80年代，存在于世界卫生组织和儿基会之间。

儿基会发起的"儿童生存与发展革命"及相应的GOBI战略是基于选择性初级卫生保健（Selective Primary Health Care，SPHC）模型。基于《阿木图宣言》的初级卫生保健方案的弊端，SPHC模型认为应该采用选择性干预的方式，预防、控制和治疗发展中国家最高发病率和死亡率的少数疾病。援助国政府通过优先干预这些疾病，能够有效降低成本和死亡率。沿用SPHC概念，格兰特挑选出四种治疗技术，构成了GOBI战略。

与儿基会的优先干预措施不同，世界卫生组织一直强调"全面"的初级卫生保健方案，即将所有卫生规划和活动"水平"整合到国家政策、战略和行动计划中，强化国家卫生系统的综合能力。世界卫生组织总干事哈尔夫丹·马勒多次反对格兰特领导下的GOBI战略，他指责儿基会的援助方式是选择性（不全面）的、垂直（非横向整合）的、零散的。在国际层面，儿基会项目的执行方式与初级保健的综合方法是矛盾的，这些项目通常是在国家的卫生系统之外运营的，即使它们有时会被纳入国家卫生部计划，但在实际运行过程中依然是纵向移植的，儿基会为这些项目配备员工及车辆、徽标等设备。

1983年5月，哈尔夫丹·马勒在世界卫生大会发表的讲话中，公开批评儿基会的选择性干预倡议，他指出：

> 我认为选择性干预倡议注定是失败的。这类倡议从初级卫生服务方案中抽取几大孤立要素，并以"空降"的方式在发展中国家实施。它们仅仅关注腹泻等疾病，却没有综合考虑健康问题。这样的倡议只会使我们偏离最初的目标道路，它们应被丢弃在卫生干预措施的"垃圾桶"，

这样的干预过去失败了，现在和未来也不会成功。①

类似针对儿基会的"优先举措"战略和国别卫生项目的批评声日益增多，在20世纪90年代达到顶峰。1990年前后，一批专家对于"普及儿童免疫"在儿基会战略活动中占据的主导地位表示忧虑。他们表示，对于某议题的优先措施的强调不利于卫生系统的整体发展。此外，儿基会对绩效的重视，即过于强调在特定时间内达成可见的结果，而不是协助当局全面提高卫生服务能力，导致援助组织一旦撤资，卫生服务便难以持续。与此同时，公众还质疑儿基会推进"普及儿童免疫"活动的目的是提高组织知名度、获得财政收益，而不是实现组织使命和公共卫生目标。②

儿基会的资金来源也使外界对于组织的独立性和权威地位产生质疑。①儿基会一直自视为独立性较强的国际组织，但组织的财政来源在很大程度上约束了儿基会的行为，破坏了公众对于组织中立性的认知。与其他联合国机构类似，联合国儿童基金会有70%的资金来源于成员国，其中，超过90%的资助金由北美和欧洲的成员国提供。民间社会认为，对于西方国家会费的过度依赖损害了组织的财政独立性，使儿基会的卫生政策难免带有政治因素。批评者认为，联合国机构所谓的"中立"是西方国家编造出的谎言，以消除发展中国家对双边援助的偏见。③在成员国的会费缴纳总额中，近一半额度是由联合国做出规划，其余则属于补充资金的范畴。补充资金的金额及用途由联合国相关机构与成员国政府直接谈判商定。通过缴纳补充会费，成员国在很大程度上能够直接影响儿基会等联合国机构的工作重点与相关政策。由于近80%的补充资金用于卫生项目，因而这笔资金对于卫生领域的政策制定及实施而言尤为重要。④补充资金大部分来自欧美发达国家，因而这些国家对儿基会的工作具有较大的影响。①预算外资金的使用时间有限，大多

---

① Yves Beigbeder, *New Challenges for UNICEF: Children, Women and Human Rights* (Switzerland: Springer, 2001), p. 66.

② Anne Lafonds, "Spotlight on International Organizations", *Health Policy and Planning*, vol. 9, no. 3 (1994): p. 344.

③ Robert Cassen, *Does Aid Work? Report to an Intergovernmental Task Force* (Oxford: Oxford University Press, 1994), p. 280.

④ UNICEF, *Annual Report*, 1991, accessed May 1, 2019, https://www.unicef.org/research-and-reports.

用于短期项目。补充资金的捐赠国可以在儿基会提交的援助项目报告中挑选受援国及相应的干预政策。虽然援助方案优先由受援国提交和确定，但捐赠国依然有权要求受援国调整国家层面的总方案，以满足捐赠国的特殊政治要求。儿基会对欧美发达国家的财政依赖使外界对其公正性与独立性产生质疑。

与此同时，基于对成员国的财政依赖，作为联合国机构，儿基会的财政预算遭受美国参议院在20世纪90年代发起的"反联合国运动"的影响。虽然相较于联合国其他机构，儿基会的合法权威和儿童议题受到各国的广泛尊重与关注，但1994年的肯尼亚办事处丑闻使儿基会的管理质量与廉洁程度如其他联合国机构一样遭受了质疑，影响了儿基会的财政收入和组织权威。1994年，儿基会肯尼亚办事处爆发欺诈丑闻。儿基会内部审计师公开了肯尼亚办事处与安哥拉办事处工作人员的欺诈证据，这些人员在没有按照合法程序开展竞标的情况下，擅自购买了近1 000万美元的药物及其他相关产品。①

在财政危机、内部管理危机和合法性危机的影响下，儿基会的财政收入从1995年的10.11亿美元降至1998年的9.66亿美元，员工人数从1995年的7 600人急剧下降到1998年的5 594人。

在此背景下，格兰特的继任者卡罗尔·贝拉米采取了三项措施来应对儿基会面临的外部压力与发展危机。其一，针对内部管理丑闻，启动"卓越管理计划"，加强机构管理。其二，延续格兰特对待私有部门的态度和策略，扩大儿基会的财政收入来源，鼓励卫生服务私有化。其三，在儿基会现有的公私伙伴关系的基础上，持续推动伙伴关系的合法化，推动跨国公私伙伴关系在全球治理领域的扩散。

为了应对内部管理危机，贝拉米于1995年启动了"卓越管理计划"。该计划的第一项举措是重新定义儿基会的使命，为机构管理改革提供框架。1996年1月，儿基会发布了使命宣言，内容如下：

· 联合国大会授权联合国儿童基金会倡导保护儿童权利，帮助满足其基本需求，充分发挥儿童潜力。

· 联合国儿童基金会在《联合国儿童权利公约》的指导下，致力于

---

① Richard Jolly, *UNICEF (United Nations Children's Fund): Global Governance That Works* (London and New York: Routledge, 2010), p.35.

将儿童权利确立为永久的道德原则和国际行为标准。

·联合国儿童基金会坚持认为，儿童的生存、保护和发展是人类发展不可或缺的普遍发展需要。

·联合国儿童基金会调动政治资源和物质资源，协助世界各国，特别是发展中国家确保"首先关注儿童"，并增强国家制定适当政策为儿童及其家庭提供服务的能力。

·联合国儿童基金会致力于确保为处于弱势地位的儿童提供特殊保护，这些儿童是战争、灾难、极端贫困以及一切形式的暴力和剥削的受害者。

·联合国儿童基金会在紧急情况下做出反应，以保护儿童权利。在与联合国合作伙伴的协作和人道主义机构的协调下，联合国儿童基金会为儿童提供所需的医疗设施和服务，减轻儿童的病痛。

·借助国家方案，联合国儿童基金会旨在促进妇女和女童的平等权利，并支持她们充分参与社区的政治、社会和经济发展。

·联合国儿童基金会积极与其他伙伴合作，以致力于推动国际社会的人类可持续发展目标，并落实《联合国宪章》所倡导的和平与社会进步原则。①

在联合国的使命框架下，贝拉米依据国别战略展开具体推进工作，加强对国家层次的儿基会办事处的监督和审查。同时，儿基会理事会及时调整了GOBI战略，从选择性的干预措施转向更加综合的卫生支持方案，全方位地协助当地政府构建卫生服务体系，增强医疗能力。除国家层级之外，儿基会还与各级地方机构建立了牢固的联系，在强化组织执行能力的同时，还能够对国家层级的办事处进行有效监督。

作为风格强硬的执行董事，贝拉米在进行内部机构改革时，对外基本延续了格兰特对待私有部门的态度与政策。1995年9月，儿基会执行局批准了机构的新卫生战略框架。在卫生政策中，儿基会将继续通过鼓励卫生服务私有化，改善卫生服务质量，降低服务成本，追求公平与高效。基于《巴马科

---

① UNICEF，联合国儿童基金会的使命，accessed May 1, 2022, https://www.unicef.org/zh/关于我们/使命.

倡议》①，儿基会将继续构建和完善社区筹资机制，通过与私有部门的通力合作，确保最贫困人口从优质医疗服务中受益。

为了摆脱对成员国的捐赠依赖，增强财政独立性，一方面，儿基会不断吸纳私有部门的捐赠，拓宽资金来源。1998 年，儿基会年度总财政收入为 9.66 亿美元，其中 62% 由政府和政府间国际组织提供，33% 由私有部门提供。② 在私有部门捐款中，最大的份额来自联合国基金会（United Nations Foundation，UNF）、国际扶轮社，捐赠金额分别为 300 万美元和 450 万美元。1999 年 11 月，儿基会还从盖茨基金会获得 2 600 万美元的捐款，该款项用于消除孕产妇和新生儿破伤风。

另一方面，借助广泛的私有部门基础及名人效应，儿基会不断创新融资方式。在华纳兄弟娱乐公司、特纳电视网及其他传媒公司的支持下，儿基会每年都会举办万圣节筹款活动（Trick or Treat for UNICEF）。作为私营公司的代表，英国航空公司、喜来登和威斯汀酒店及美国运通公司经常参与儿基会的各式筹款活动。儿基会在世界范围内通过全球委员会招募了约 10 万名志愿者。在非政府组织和志愿者的宣传与推动下，儿基会的筹款活动受欢迎程度很高。其中，销售儿基会的贺卡和礼物、收藏品等都是很好的募捐方式。与此同时，儿基会借助慈善大使的名人效应，吸引了大批年轻人参与其中，再次扩大筹款基础。1998 年，这些创新型融资方式为儿基会贡献了 1.82 亿美元。根据其 1998 年至 2001 年的中期计划，儿基会确立了 2005 年 15 亿美元的筹资目标。

除提供资金之外，私有部门还为联合国儿童基金会的援助项目提供宣传和服务支持。这一点在儿基会与宜家（IKEA）的合作案例中得到突出体现。③ 1998 年，儿基会与宜家就童工议题达成合作，宜家在出品的每张地毯上印有相关标识，做出宜家家居供应链上的公司绝不存在雇用童工现象的承

---

① 《2001—2010 世界儿童和平非暴力文化国际十年》，联合国大会第六十三届会议，https://www.aaas.org/sites/default/files/SRHRL/PDF/IHRDArticle15/A_63_127_Ch.pdf, p.35, 访问时间：2022 年 1 月 3 日。

② UNICEF, *Annual Report*, 1998, accessed May 1, 2020, https://www.unicef.org/research-and-reports.

③ Christopher A. Bartlett, Vincent Dessain and Anders Sjoman, "Ikea's Global Sourcing Challenge: Indian Rugs and Child Labor", Harvard Business School Case, 2006, accessed March 20, 2022, https://hbsp.harvard.edu/product/909S02-HCB-SPA.

诺。然而，随着双方合作的推进，宜家在儿基会的引导下意识到这种举措仅仅停留在表面，不能从根本上解决童工问题。从 2000 年开始，儿基会印度办事处与宜家在印度北部城市发起为期 3 年的儿童教育援助项目，为 400 余个村庄的 24 000 名儿童提供入学支持。该合作模式随后在印度其他地区得到成功复制。

除私有部门和非政府组织的支持之外，部分成员国也表现出对儿基会的关注和认可。20 世纪 90 年代后期，各国政府要求联合国机构强化问责制，但对儿基会而言，出于对儿童生存与发展的有形结果的关注，相较于其他联合国机构，儿基会承受的成员国压力较小。在反联合国运动的浪潮下，作为儿基会最大的捐助国，美国政府的认捐金额在 1998 年依旧高达 1.62 亿美元。美国政府始终是儿基会协调下公私伙伴关系的坚定拥护者，这一点不仅在格兰特发起的全球根除脊髓灰质炎行动中得到体现，还在后续成立的全球疫苗免疫联盟中得以彰显。

基于成员国、跨国公司、非政府组织和个人的支持，儿基会与联合国秘书长科菲·安南、世界卫生组织总干事格罗·哈莱姆·布伦特兰结成"政治创业家同盟"，不断提升私有部门参与全球治理的合法性，推动公私伙伴关系的合法化。1997 年，联合国秘书长科菲·安南在《重塑联合国：改革纲领》的报告中，强调联合国机构与私营部门保持紧密联系的重要性。科菲·安南表示，联合国机构正在谨慎地采用公私合作的创新型治理模式，这标志着联合国摆脱了对"邪恶的"跨国公司的敌意。[1] 为了呼应科菲·安南对于跨国公私伙伴关系的政治宣传，1999 年 4 月 16 日，卡罗尔·贝拉米在给哈佛国际发展会议的讲话中，为公私伙伴关系的道义基础进行辩护：

> 私有部门在全球治理中的作用不仅限于提供资金，它们还是专业知识与创新智慧的提供者。私营部门应该全面地参与全球治理的决策和执行。与私营部门合作并不会损害联合国儿童基金会的道义原则。儿基会在联合国机构中拥有最广泛的私营伙伴，我们会对他们进行资格审查，并在服务或物品的供应合同中附上道德要求。通过这些方式，我们能够

---

[1] Mainea Deborah and Allan Rosenfield, "The State Motherhood Initiative: Why Has It Stalled?" *American Journal of Public Health*, vol. 89, no. 4 (1999): pp. 480–482.

有效地将私营部门的资源和智慧用于公共服务目标。①

与联合国秘书长科菲·安南相配合，贝拉米的政治宣传加速了跨国公私伙伴关系的扩散。如图5.1所示，1995年之后，联合国儿童基金会主导下的公私伙伴关系数量明显增多。其中，在联合国儿童基金会参与的全球伙伴关系中，87%由国际组织发起，38%由各国政府起到带头作用。由此可见，国际组织在公私合作方面拥有较大的主导权。同时，政府的支持、融资及执行能力在推动伙伴关系中也起到关键作用。私有部门同样在伙伴关系倡议的发起方面起到重要作用，非政府组织参与了39%的全球伙伴关系。各类基金会也围绕营养、教育、疫苗等特定议题提出倡议，与其他合作方共建29%的公私伙伴关系。因而，国际组织、成员国、私有部门之间的政治同盟是推动公私合作模式兴起的核心要素。

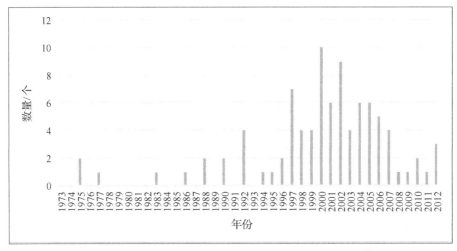

图5.1　联合国儿童基金会主导下的公私伙伴关系数量②

在儿基会广泛参与的公私伙伴关系中，格兰特时期提出的全球根除脊髓灰质炎行动有了新的发展。1999年12月，联合国儿童基金会、世界卫生组织和国际扶轮社宣布，盖茨基金会捐赠的5 000万美元，加上联合国基金会

---

① Yves Beigbeder, *New Challenges for UNICEF: Children, Women and Human Rights* (Switzerland: Springer, 2001), p.37.

② Liliana B. Andonova, *Governance Entrepreneurs: International Organizations and the Rise of Global Public-Private Partnerships* (London: Cambridge University Press, 2017), p.155.

提供的 2 800 万美元，将用于全面支持公私伙伴关系在 2000 年之前加速根除脊髓灰质炎的行动。在全球根除脊髓灰质炎行动框架下，联合国儿童基金会每年管理超过 10 亿剂脊髓灰质炎疫苗的采购和分发，同时还投资疫苗供应链的基础设施，如冷冻室、冰箱、冷藏箱、疫苗运输工具及温控设备。儿基会的工作人员会定期培训卫生保健人员，让他们了解如何管理冷链，从而在运输和存储过程中确保疫苗的安全。在儿基会的采购、运输及培训的实地支持下，全球根除脊髓灰质炎行动为根除脊髓灰质炎做出卓越贡献。同时，以遏制疟疾伙伴关系为例，儿基会还积极参与世界卫生组织协调下的伙伴关系。1998 年，遏制疟疾伙伴关系由世界卫生组织总干事布伦特兰发起，创始伙伴包括儿基会、世界银行、联合国开发计划署及大量跨国公司和民间社会组织。遏制疟疾伙伴关系将关注的重点放在非洲，旨在减少疟疾的发病率和死亡率。

总的来说，在 20 世纪 90 年代中后期，随着格兰特的卸任，基于内部管理的优化，延续了前任的创新意识与改革精神，贝拉米及其领导下的联合国儿童基金会在私有部门和部分成员国的支持下，凭借组织的政治宣传能力，与其他政治创业家一起结成政治同盟，成功推动跨国公私伙伴关系在全球卫生领域的合法化与规模扩散。

综上所述，纵观联合国儿童基金会的发展史，其成立之初就面临着授权危机和合法性危机，与其他大部分国际组织相比，儿基会始终保持着创新精神和服务意识，并拥有与私有部门实地合作的历史传统。20 世纪 80 年代，在政治创业家格兰特的领导下，儿基会凭借强大的公关能力和倡议能力，借助其广泛的私有部门基础及成员国对于组织使命的普遍认同，造就了跨国公私伙伴关系的"缘起"。然而，这一时期由于缺乏"政治创业家联盟"，儿基会只促成了少量伙伴关系，未能推动伙伴关系的规模化兴起。进入 20 世纪 90 年代中后期，在继任者贝拉米的政治宣传下，凭借政治同盟的力量，儿基会主导下的跨国公私伙伴关系成功进入兴盛阶段。

第二节　世界卫生组织所主导的全球卫生公私伙伴关系的扩散

一、20世纪40年代至70年代：世界卫生组织的黄金时代

20世纪中叶，国际社会面临着复杂的公共卫生难题。第二次世界大战后，各国进入战后重建和经济恢复期，世界各地尤其是战争地区疾病猖獗，鼠疫、伤寒、疟疾、霍乱等传染病肆虐，威胁着人类的健康安全。在"检疫隔离"政策难以对传染病进行有效控制和预防的情况下，传染病防治成为这一时期全球卫生治理的重点。值此背景下，1948年6月，第一届世界卫生大会在日内瓦举行，并正式决定成立世界卫生组织（简称"世卫组织"）。作为联合国专门性机构，世卫组织在建立初期受到功能主义的影响，采取将技术性事务和政治议题严格区分的策略，巧妙地避开充斥政治争议的领域，着重解决非政治性的技术问题。1948年至1973年，世卫组织第一任总干事布罗克·奇泽姆（任期为1948—1953年）和第二任总干事马戈林诺·戈梅斯·坎道（任期为1953—1973年）在任期间，世卫组织由专业医生主持工作，工作内容以疾病防治和医学研究为重点，尽量避免介入政治或文化冲突。[①] 这一阶段，世卫组织以专业高效的形象出现，专注于解决世界公共卫生难题，确立了组织在全球公共卫生治理领域的领导地位。

20世纪60年代末，伴随非殖民地化浪潮，亚非拉地区涌现了一批新兴民族国家。这些国家的加入使世卫组织的规模和预算不断扩大。1953年，世卫组织仅拥有81个会员国、1 500名工作人员和900万美元预算，1973年，世卫组织已经拥有138个会员国、4 000名工作人员和1.06亿美元预算。然而，在发展中国家实施医疗援助的过程中，世卫组织遭遇了前所未有的困难。由于发展中国家经济基础薄弱，缺乏卫生基础设施和基础医疗能力，大部分疾病消灭计划以垂直"空降"的方式在这些国家开展，总是难以达到理想的效果。世卫组织逐渐意识到，仅靠病例追踪和诊疗技术不能从根本上解

---

① 1952年，因为涉及宗教和政治的因素，世卫组织决定不再从事人口计划。

决这些国家的卫生问题，更重要的是尽快帮助这些国家构建初级卫生体系。

在此背景下，世卫组织将卫生优先事项从传染病防治调整为初级卫生保健（Primary Health Care），以协助广大发展中国家强化卫生能力建设，扩大全球健康的覆盖范围。1977年，世界卫生大会在一项关于技术合作的决议中指出：世卫组织和各成员国在未来几十年的主要社会目标是，在2000年之前，世界所有公民都达到同样的健康水平。1978年9月，世界卫生组织与联合国儿童基金会在阿拉木图联合召开国际会议，来自134个国家的代表、67名联合国专门机构和非政府组织的代表参加了会议。此次会议提出并通过了《阿拉木图宣言》，该宣言明确指出：

> 初级卫生保健是实现"2000年人人享有卫生保健"目标的关键和基本途径，良好的健康状况（包含身体、精神和社会健康）是一项基本人权，达到最高健康水平需要除卫生部门之外许多其他社会和经济部门的共同合作。世界各国之间及各国内部的健康状况严重不平等，需要引起所有国家的关注。①

其中，初级卫生保健服务基于八大要素②：

- 对当前存在的健康问题及其防控方法进行普及宣传；
- 加强食品供应保障，确保合理的营养摄入；
- 提供足够的安全用水和基本卫生设施；
- 妇幼保健，包括计划生育；
- 重大传染病免疫；
- 预防和控制地方流行病；
- 对常见疾病进行适当治疗；
- 提供基本药物。

1979年11月，联合国大会通过了《阿拉木图宣言》，认为各国在健康领域的合作将促进世界和平。据此，基于新的国际经济秩序和社会发展状

---

① 世界卫生组织：《初级卫生保健》，https://apps.who.int/iris/bitstream/handle/10665/39228/9245541355.pdf，访问时间：2022年3月1日。
② Yves Beigbeder, *New Challenges for UNICEF: Children, Women and Human Rights* (Switzerland: Springer, 2001), p.25.

况，世界卫生组织确立了"全民健康目标"，旨在减少发达国家与发展中国家之间的卫生状况差距，反映了欠发达国家和地区的总体愿景。《阿拉木图宣言》的通过使初级卫生保健体系在发展中国家的建立成为可能，世卫组织由此扩大了健康的覆盖范围，影响力和声望不断提升，20世纪70年代也因此被称为世卫组织的"黄金时代"。

二、20世纪80年代末至90年代初：世界卫生组织的影响力下降期

20世纪80年代，世界卫生组织的声望和影响力开始下降，迹象之一是世卫组织提出的初级卫生保健计划在实施过程中遭遇下属机构和儿基会的抵制。1978年，《阿拉木图宣言》提出的初级卫生保健计划将提供基本药物列为基本要素。1978年与1979年，世卫组织采取正式步骤，制订了一项关于基本药物和疫苗的行动计划，该计划于1981年2月开始运作。时任世卫组织总干事的哈尔夫丹·马勒（Halfdan Mahler）在此基础上积极推动各国构建综合公共卫生体系，以实现"到2000年人人享有卫生保健"的目标。[①] 然而，初级卫生保健计划在世卫组织内部未能获得广泛支持。世卫组织的下属各机构提议，应采取"优先干预措施"的方案，即优先考虑低成本、高效益的干预措施，并希望世卫组织同儿基会和世界银行一样，具备更加完善的执行职能。

世卫组织声望下降迹象之二在于，"提供基本药物"的倡议遭到美国等成员国的反对。1977年，世卫组织提出"基本药物"概念，即"适应基本医疗卫生需求、剂型适宜、价格合理，能够保障供应，可公平获得的药物"。然而，这项举措遭到了制药行业、保守评论家及里根政府的严厉批评。为了保护私人市场免受公共卫生规范的限制，反对者试图将世卫组织的基本药物计划局限在欠发达国家的公共卫生体系，并希望剥夺世卫组织作为联合国机构的身份。针对1977年发布的《世界卫生组织基本药物标准清单》，制药行业表示该清单会限制医生对药物的选择范围。美国制药商协会（American Drug Manufacturers' Assosiation，ADMA）也针对该清单发布了逐条的反驳意

[①] World Health Orgamization, "Global strategy for health for all by the year 2000", accessed May 1, 2021, https://www.who.int/publications/i/item/9241800038.

见。1982年,成员国召开的世界卫生大会甚至投票决定冻结世卫组织的预算。[①] 1985年,美国决定仅分摊联合国机构应缴会费的20%,并保留对世卫组织正常预算的认捐,部分是为了抗议世卫组织的基本药物计划。[②]

在初级卫生保健计划和基本药物计划双双受阻之际,世卫组织还爆发了严重的内部冲突。自1988年中岛宏博士出任总干事以来,世卫组织暴露了一些内部管理问题。中岛宏的管理风格较为集中,在高层人事安排上主导性较强,部分人事决策未能依循既有的程序。按照一般性程序,世卫组织局长的任命本由高级官员甄选委员会决定,但中岛宏绕过该机构自行决定。自他上任以来,世卫组织高级官员人数较之前翻了一番,他们的工资薪酬也超过了联合国秘书长建议的最高薪资标准。与高级官员的高薪形成对比,当经验丰富的技术人员退休时,他们的岗位被冻结以节省资金,导致专业技术人员严重不足,进而影响卫生项目的实施效果。同时,世卫组织的劳工矛盾愈发突出。对此,工人协会律师克劳斯·萨姆森(Klaus Samson)指出,世卫组织在对待其工作人员的方式上存在严重问题,"之前,世界卫生组织作为雇主的声誉很好,但在20世纪80年代针对该组织的劳工案件数量明显增加。"[③] 这一时期,在缺乏一致的政策规划和战略目标的情况下,世卫组织的员工质量普遍下降,而且士气低落,缺乏参与公共卫生工作的动力,从而削弱了组织的专业能力。

延续20世纪80年代的组织危机,20世纪90年代初,在与其他联合国机构的竞争过程中,世卫组织的专业权威相对下降。同时,在中岛宏担任总干事期间,世卫组织面临日益严重的合法性危机和财政危机。由于发达国家普遍出现的财政紧缩,世卫组织的常规预算遭遇削减。至1992年,世卫组织的预算已连续12年没有实际增长。1999年,美国通过了《赫尔姆斯-拜登法案》(Helms-Biden Agreement),该法案引入了会费"零增长原则",为各国会费缴纳设定了最高限额,限制了会费的增长。此外,该法案还推动了联

---

① Fiona Godlee, "WHO in Retreat: Is It Losing Its Influence?", *British Medical Journal*, vol. 309, no. 6967 (1994): pp. 1491–1495.

② Fiona Godlee, "WHO in Retreat: Is It Losing Its Influence?", *British Medical Journal*, vol. 309, no. 6967 (1994): p. 1492.

③ Gavin Yamey, "WHO's Management: Struggling to Transorm Fossilised Bureaucracy", *British Medical Journal*, vol. 325, no. 7373 (2002): p. 1170.

合国的行政改革，并调整了美国的会费分摊比例，将其在联合国经常预算中的分摊比例从25%降低至22%。这些措施在一定程度上加剧了世卫组织的财政困难，导致其预算增长陷入停滞。① 世界卫生组织领导层试图建议各成员国增缴会费，却遭到了美国、日本等大国的反对。

与财政危机同时出现的是组织的合法性危机。1990年前后，联合国发布的关于世界卫生组织的系列报告直指组织存在的各类问题，损害了组织的权威和合法性形象。1988年，联合国北欧项目组对世卫组织展开调查，调查报告指出：

- 世界卫生大会缺乏问责制，由此产生的经常预算支出存在灰色地带；
- 世卫组织的分析能力下降，建议稀释世卫组织作为项目执行者的作用，加强其规范和分析职能；
- 鉴于资源配置能力不足以及部分地区执行机制存在效率问题，世卫组织在国家层面的表现尚需提升；
- 世卫组织缺乏合理的战略规划和资源分配计划；
- 世卫组织缺乏卫生政策制定和组织管理方面的能力。②

1993年，联合国派出的"联合检查组"发布了一份题为《联合国系统各组织的权力下放》的报告，该报告第三部分直指世卫组织区域办事处"各自为政"的问题。具体来说，世卫组织共设有六个区域办事处，各办事处高度自治，在组织内部互相独立。区域办事处对区域代表拥有任命权，代表直接对区域办事处负责，不对总部负责。同时，组织总部也无权干涉区域办事处的决策权和财政权。这种分权结构导致各办事处之间、办事处与总部之间沟通不畅，在卫生治理事宜方面各行其是。同时，报告还进一步指出"由区域委员会选举区域主任"的方式会导致如下问题：

- 区域办事处相对于总干事具有很强的独立性，组织潜在的离心

---

① Thomas E. Novotny, "Global Governance and Public Health Security in the 21st Century", *California International Law Journal*, vol. 38, no. 1 (2007): pp. 19–40.

② Charles Clift, "The Role of the World Health Organization in the International System", *Centre Global Health Security Working Group Papers*, 2013, p. 30.

力量加剧；

- 区域办事处的目标从对卫生事业的宣传和领导转为寻求选举支持；
- 办事处的部分研究人员更多地对地区选民负责，而不是对组织负责；
- 总干事与区域办事处之间缺乏结构化的工作关系。①

基于上述分析，报告建议世卫组织执行委员会重新审查自己对整个世卫组织的宪法派生性权力，审查各区域委员会代表的资格和级别，确保他们侧重技术导向而不是政治导向。此外，这一时段的评论文章也加剧了世卫组织的合法性危机。乔治·西尔弗（George Silver）在《美国公共卫生期刊》中犀利指出：

> 世卫组织的领导角色已经转移到了资金更加充沛、影响力更大的世界银行，世卫组织的职能领域被其他联合国机构瓜分。富裕的捐助国拖欠了数十亿美元，这使联合国机构陷入混乱，他们因资金拮据和内部无能而处处受阻，又因地盘之争和政策分歧而举步维艰。②

《英国医学杂志》曾发表系列文章，指责中岛宏领导下的世卫组织管理模式存在不足，在内部治理、员工激励机制及履行成员国授权方面遭遇多重挑战。③ 这些批评进一步损害了世卫组织的合法性，削弱了世卫组织在全球治理领域的影响力。对此，菲奥娜·戈德莉（Fiona Godlee）总结道：

> 世卫组织陷入一个下滑周期，捐助国通过将资金置于组织管理层的控制之外，来表达对世卫组织领导层的不信任。这极大限制了世卫组织

---

① 世界卫生组织执行委员会：《世界卫生组织管理、行政和权力下放工作的审查，联合检查组的报告》，https://apps.who.int/gb/ebwha/pdf_files/EB132/B132_5Add6-ch.pdf，访问时间：2020年6月4日。
② George A. Silver, "International Health Services Need an Interorganizational Policy", *American Journal of Public Health*, vol. 88, no. 5 (1998): p. 728.
③ Nitsan Chorev, *The World Health Organization Between North and South* (New York: Cornell University Press, 2017).

的发展……以及对成员国长远需求的回应。①

20世纪90年代,艾滋病的流行和人道主义救援已经处于国际议程的中心地位。作为新成立的多边卫生机制,联合国艾滋病联合规划署(UNAIDS)的构建在很大程度上被视为国际社会对世卫组织的不信任举措。财政预算压力及合法性危机为组织变革提供了外在刺激,但外部压力不能必然导致组织变革和创新制度的发端。

中岛宏在任期间,世卫组织仍然沿袭了一贯的组织架构与传统作风。为了保证"公利"原则不受私有部门侵蚀,世卫组织沿袭以往财政计划,坚持"正常预算"应至少占本组织预算的51%,所有规范性方案的资金都应完全由会员国缴纳的会费提供,而不应出自私有部门的自愿捐款。② 1990年,世界卫生组织、联合国儿童基金会、联合国开发计划署、世界银行及洛克菲勒基金会共同组建儿童疫苗倡议,旨在通过新型疫苗的研发救助发展中国家的儿童。儿童疫苗倡议为世卫组织扩展与私有部门之间的关系提供契机,但基于组织文化及发展利益,中岛宏领导下的世卫组织不愿与私有部门分享疫苗领域的决策权和主导权。1990年9月,中岛宏在涉及疫苗行动的会议上指出:

> 有关疫苗研发的新倡议需要协调各方,世卫组织将在其中发挥核心领导作用……世卫组织非常荣幸能够担当领导者角色,为各方提供交流论坛,协助监测和评估研究成果,协调组织临床试验。③

1990年12月5日,在日内瓦召开的题为"加速公私部门在儿童疫苗研究方面的潜力"的会议上,世卫组织发言人强调,世卫组织希望儿童疫苗倡议能够在世卫组织的领导下运行,而不是"另起炉灶",构建独立实体。为了表达抗议,美国洛克菲勒基金会健康科学部副主任士斯科特·哈尔斯特德(Scott Halstead)并未出席此次会议。同时,公共卫生领域专家安东尼·罗

---

① Fiona Godlee, "WHO in Retreat: Is It Losing Its Influence?", *British Medical Journal*, vol. 309, no. 6967 (1994): p. 1492.

② Germán Velásquez, *Public-Private Partnerships in Global Health: Putting Business Before Health?* 2014, accessed May 1, 2022, https://www.econstor.eu/bitstream/10419/232167/1/south-centre-rp-049.pdf.

③ William Muraskin, "Origins of the Children's Vaccine Initiative: The Political Foundations", *Social Science & Medicine*, vol. 42, no. 12 (1996): p. 1729.

第五章　联合国儿童基金会、世界卫生组织所主导的全球卫生公私伙伴关系的扩散

宾斯（Anthony Robbins）在会议发言时指出：

> 各方需要为儿童疫苗倡议设立专门的公共基金，维持稳定的运营……儿童疫苗倡议的规模应该比世卫组织的疫苗研发方案（PVD）大千倍以上……在一个从未管理过伙伴关系的官僚机构内部发起儿童疫苗项目的想法是极其错误的，倘若这么做了，无非是"新瓶装旧酒"。[1]

罗宾斯的发言代表了大多数私有部门的观念。在洛克菲勒基金会斯科特·哈尔斯特德和联合国计划开发署德弗兰克·哈特维特（Frank Hartvelt）的努力下，世卫组织勉强同意儿童疫苗倡议作为独立实体存在，但并未放弃控制儿童疫苗倡议的努力。1995年，新型脊髓炎疫苗研发的失败引发儿童疫苗倡议参与伙伴的不满，代表疫苗行业的咨询组与管理咨询委员会发起了"捐赠者运动"，将儿童疫苗倡议的权力从常设委员会转至利益攸关方大会（Meeting of Interested Parties，MIP）。因利益攸关方大会的决策结构过于松散，世卫组织趁机将儿童疫苗倡议与世卫组织主导的全球免疫规划（Global Programme for Vaccines，GPV）合并，纳入世卫组织的管理轨道。为配合全球免疫规划的实施和执行，世卫组织全球免疫规划的执行董事李钟郁博士同时成为儿童疫苗倡议的领导者。与儿童疫苗倡议相比，世卫组织将更多的精力放于全球免疫规划的推进事宜上。这一时期，儿童疫苗倡议几乎陷入无人领导的局面，直至1998年彻底解体。

中岛宏的不作为及守旧作风引发成员国及私有部门的不满。1995年，在世界卫生大会上，一名非洲代表提交了一份要求中岛宏辞职的议案。同年，国际制药商协会联合会总干事哈维·贝尔（Harvey Bale）公开表示：

> 世卫组织对疫苗研发等事宜的处理使制药行业对其可信度产生怀疑……世卫组织的工作方式让人有些失望，在关键时刻没有展示应有的领导力……在它的带领下，我们没有达成最初设想的目标。[2]

总的来说，20世纪80年代末至90年代初，美英等发达国家、制药行业

---

[1] Muraskin William, "Origins of the Children's Vaccine Initiative: the Political Foundations", *Social Science & Medicine*, vol. 42, no. 12 (1996): p. 1729.

[2] Muraskin William, "The Last Years of the CVI and the Birth of the GAVI", in *Michael Reich. ed. Public-Private Partnerships for Public Health* (MA: Harvard University Press, 2002), p. 137.

及大型基金会对世卫组织初级卫生保健计划和基本药物计划的抵制，以及中岛宏任期内爆发的组织内部冲突，导致世卫组织这一时期在全球治理领域影响力的相对下降。在面临财政及合法性危机的压力下，中岛宏在任期间，世卫组织依然保留了官僚文化与组织传统，对私有部门始终保持防范姿态。

三、20 世纪 90 年代中后期：全球卫生公私伙伴关系的扩散

1998 年，格罗·哈莱姆·布伦特兰出任世卫组织总干事，为世卫组织带来新希望。作为挪威前总理、专业医生和科研人员，布伦特兰在公共卫生方面具有丰富的专业经验。在 20 世纪 80 年代，她曾担任联合国世界环境与发展委员会主席，并撰写了《布伦特兰报告》，该报告直接促成了 1992 年"地球峰会"（联合国环境与发展会议）的召开。① 身为世卫组织总干事，布伦特兰决心要让世卫组织"重回全球卫生治理的中心地位"，并在国际卫生事务方面扮演核心角色。

布伦特兰具备政治创业家的基本特征：具备改革精神，积极吸纳创新观念，愿意承担改革风险。1998 年，布伦特兰正式提出要推动世卫组织的重大变革，恢复世卫组织在全球卫生领域的领导力与影响力。她声称："我们不能仅凭《世界卫生组织宪章》宣示我们的领导地位，我们必须凭借自身力量主动赢回领导权"。在第 51 届世界卫生大会上致辞时，布伦特兰强调世卫组织改革的紧迫性，她指出：

> 世界正在发生转型，世卫组织必须随之做出调整。主权国家的角色正在发生转变，私立部门和民间社会作为重要的行动主体开始出现，越来越多的国际金融机构、私立基金会和非政府组织在全球公共卫生治理领域发挥积极作用。值此背景下，世卫组织应该反思自己的角色和使命，突出世卫组织在全球公共卫生治理中的作用和重要性。世卫组织的相关政策需要更加聚焦于世卫组织相较于其他国际和国家行动者而言的优势领域，在协调国际卫生议题及制定国际卫生政策方面起到核心领导作用。②

---

① Lawrence Altman, "US Moves to Replace Japanese Head of WHO", *New York Times*, December 1992, accessed May 1, 2022, https://www.nytimes.com/1992/12/20/world/us-moves-to-replace-japanese-head-of-who.html.

② Gro Harlem Brundtland, Fifty-Fourth World Health Assembly, Agenda Item 3, May 14（A54/3）, Geneva, 2001, accessed May 1, 2022, https://apps.who.int/iris/handle/10665/260183.

面对财政紧缩及合法性危机,布伦特兰及其领导下的世卫组织积极做出回应,采取了对内对外的两大改革措施:其一是推动世卫组织内部变革,改善组织的治理结构;其二是与私有部门构建公私伙伴关系,提高世卫组织在卫生治理领域的绩效水平和影响力。第二项措施直接导致跨国公私伙伴关系在世卫组织领导下的扩散。

就内部改革而言,布伦特兰总干事认为世卫组织内部治理结构存在着先天缺陷,总部和六个区域办事处的沟通不畅,导致世卫组织行动不一。对此,布伦特兰提议,将国家治理中的"内阁会议制度"引入总部的决策程序中,内阁具有决策权,在每周定期召开的会议上就组织重大问题展开讨论,并做出最终决策。① 同时,布伦特兰要求分享区域办事处的人事决定权,将总部专业人员直接安排在区域办事处工作。②

除了对组织内部治理结构进行改革,布伦特兰还致力于改变世卫组织在全球卫生治理领域"边缘化"的颓势。为此,布伦特兰积极建立世卫组织与其他联合国机构之间的联系,并主动开拓组织与私有部门的合作关系,提高外部行为体对公共卫生议题的关注度,推动建立跨国公私伙伴关系。

在布伦特兰上任之前,作为规范型国际组织,世卫组织及其官员认为应该避免与规则约束对象(如跨国公司)的密切合作,以防触犯"利益冲突"原则,破坏机构的合法权威、道义基础和专业形象。可以说,世卫组织对"公利"理念的坚守及对私营部门的防范传统成为布伦特兰推进公私伙伴关系的主要障碍之一。为了克服组织内部保守势力的反对,布伦特兰决定重塑世卫组织的话语体系,持续宣传公私伙伴关系对实现世卫组织治理目标的重要意义。在话语宣传的过程中,为提高私有部门的地位,"伙伴关系(partnership)"或"利益攸关者(stakeholders)"等专业名词被布伦特兰及其盟友用来强调公私部门之间的平等关系。③ 对于"私有部门(private sector)"的统一叫法,也模糊了公益非政府组织与私利非政府组织之间、公

---

① 晋继勇:《世界卫生组织改革评析》,《外交评论》2013年第1期,第144页。
② World Health Organization, "A Corporate Strategy for the WHO Secretariat", Report by the Director-General, Executive Board, 105th Session, Provisional Agenda Item 2, 10 December (EB105/3), Geneva. 1999.
③ Kent Buse and Andrew Harmer, "Power to the Partners?: The Politics of Public-Private Health Partnerships", *Development*, vol.47, no.2 (2004): p.51.

益非政府组织与私营企业之间的区别，一定程度上隐藏了私营企业的营利属性。① "扩大参与（widening engagement）" 一词则用以美化公共部门向私有企业、基金会等商业行为体开放重要公共卫生决策、卫生规则制定的过程，淡化公共决策受到私有行为体影响的基本事实。

布伦特兰在就职演说中指出：

> 在担任世卫组织总干事之后，我清醒地发现，全球卫生议程对于任何机构或国家来说都过于庞杂，我们无法独自完成。为了更有效地实现目标，我们需要联合起来。我们需要与政府、民间社会、专业协会、研究团体、基金会及公司进行接触，积极建立紧密的伙伴关系。②

1999年，布伦特兰向执行委员会提交了题为《世界卫生组织秘书处的整体战略》的报告，报告建议世界卫生组织应借助公私伙伴关系，将健康和发展议题与特定的卫生干预措施结合起来：

> 为了敦促世界卫生组织对国际环境的变化做出及时有效的回应，本机构需要围绕人类发展、人道主义行动和人权等议题构建更广泛的健康联盟，重点关注健康与减贫的紧密联系。③

在第54届世界卫生大会上，布伦特兰详细阐述了创新卫生公私伙伴的价值：

> 全球卫生议程不应只关注健康领域，健康对于经济发展至关重要，各领域行为体都可以在健康及相关议题中发挥积极作用。出于人道主义原则，世卫组织的当务之急是解决欠发达地区的药品供应短缺及医疗服务水平低下的问题。对此，世卫组织需要借助公私伙伴关系吸纳国家、私营部门、非政府组织的广泛参与。

---

① Jens Martens, "The Future of Multilateralism After Monterrey and Johannesburg", (Berlin: Friedrich Ebert Stiftung, 2003), p.23.

② 1998年，布伦特兰发表了题为 "Open and Constructive Relations with the Private Sector and Industry" 的就职演说。

③ World Health Organization, "A Corporate Strategy for the WHO Secretariat", Report by the Director-General, Executive Board, 105th Session, Provisional Agenda Item 2, 10 December (EB105/3), Geneva, 1999.

第五章　联合国儿童基金会、世界卫生组织所主导的全球卫生公私伙伴关系的扩散

与私有部门构建伙伴关系不仅可以有效回应民间社会组织对贫困人群和弱势群体健康问题的关注,还可以凭借与其他国际组织和私营部门的合作获取世卫组织所需的专业建议及丰富资源。

现阶段,卫生问题已经成为全球显性议题,越来越多的行为体在其中发挥重要作用,积极构建伙伴关系将成为世界卫生组织全球卫生战略的重要组成部分。在知识产权日益限制发展中国家对于先进医疗技术的获得等问题的解决上,世卫组织只有通过与科研团队和私营公司直接合作,才能突破卫生援助的瓶颈,更精准地满足新的健康需求。①

伴随持续的宣传,布伦特兰还借助世卫组织的专业能力推进公私伙伴关系的创设。作为联合国卫生领域的专门机构,世卫组织拥有与国际卫生权威机构的合作网络,包括国家层级的卫生权威机构、科学研究所和实验室及大批高水平的研究人员。世卫组织的工作人员大多是医学领域的权威专家,他们专门从事流行病和卫生政策的研究及信息交换。这些专业人士作为布伦特兰的智囊团,全力支持政治创业家主导公私伙伴关系的发展。这些"内阁专家"以挪威公共卫生学者托雷·戈达尔(Tore Godal)为代表。根据乔恩·利登(Jon Liden)的记录,作为布伦特兰的专业顾问,戈达尔提出的经验、观点及专业性认知,对于全球疫苗免疫联盟和遏制疟疾伙伴关系等伙伴关系构建起到了至关重要的作用。除戈达尔之外,利登还指出:

布伦特兰的革新观念受到一批全球公共卫生专家的影响。例如,1993年《世界发展报告》的撰写者迪恩·詹姆森(Dean Jameson)和克里斯·默里(Chris Murray)、时任墨西哥国家公共卫生研究所所长的胡里奥·弗伦克(Julio Frenk)、伦敦卫生与热带医学学院卫生经济学和财政项目主任安妮·米尔斯(Anne Mills)、时任哈佛大学教授的杰弗里·萨克斯(Jeffrey Sachs)。②

---

① Gro Harlem Brundtland, Fifty-Fourth World Health Assembly, Agenda Item 3, May 14 (A54/3), Geneva, 2001, accessed May 1, 2022, https://apps.who.int/iris/handle/10665/260183.

② Liliana B. Andonova, *Governance Entrepreneurs: International Organizations and the Rise of Global Public-Private Partnerships* (London: Cambridge University Press, 2017), p.169.

世卫组织专门设立宏观经济与健康委员会，并任命杰弗里·萨克斯教授为主席。该委员会设立的初衷在于强调科技发展和国民健康是经济发展的基石。委员会的报告指出，成员国政府应该足够重视艾滋病、疟疾、结核病等可预防疾病，这类疾病在世界范围内"造成严重的健康赤字"，需要各国共同构建伙伴关系，迅速采取有效行动。

布伦特兰深知构建政治同盟对于制度革新的重要意义。她积极团结其他国际组织中志同道合的领导者。作为布伦特兰的"参谋"，世界卫生组织专家托雷·戈达尔与世界银行的理查德·费切姆（Richard Feacheim）之间积怨已久。布伦特兰从中协调，使两位最终摒弃组织差异和官僚斗争，共同参与全球疫苗免疫联盟和全球基金等卫生伙伴关系的构建。

布伦特兰还积极争取发达国家与发展中国家的政治支持。在卫生领域，布伦特兰展现出惊人的协调能力。以卫生治理措施为例，关于应该采取"综合医疗措施"还是选择"优先干预措施"的争论一直存在。布兰特兰上任后，借助自身声望和专业能力，折中调和分歧，提出更优化的解决方案。公共卫生和治理专家伊洛娜·基克布施（Ilona Kickbusch）教授在一次采访中指出：

> 布伦特兰拥有较高的可信性和信誉度，她借用自己的声誉和专业能力为新型公私伙伴关系治理模式争取了广泛的政治支持。①

在布伦特兰的倡议下，作为全球卫生和发展议题的援助国，英国、挪威、美国和法国积极为公私伙伴关系提供政治和经济支持。与此同时，巴西、中国、智利、印度、俄罗斯、埃塞俄比亚等新兴国家与发展中国家也加入伙伴关系的支持队伍中。在成员国中，援助国虽然通常是公私伙伴关系的倡议方和主导方，但发展中国家往往是决定伙伴关系有效性的关键。为了提升公私伙伴关系对发展中国家的吸引力，布伦特兰在世界卫生大会的发言中指出，发达国家与发展中国家在创建新型卫生治理机制方面的作用虽有不同，但同样重要：

---

① Liliana B. Andonova, *Governance Entrepreneurs: International Organizations and the Rise of Global Public-Private Partnerships* (London: Cambridge University Press, 2017), p.170

第五章　联合国儿童基金会、世界卫生组织所主导的全球卫生公私伙伴关系的扩散

发展中国家政府应率先改变他们的支出结构，更多地优先考虑人民的卫生健康。发达国家的政府和社会也需要为发展中国家的卫生事业提供新的资源。全球公共卫生目标的实现需要发展中国家与发达国家的齐心合力。①

在构建伙伴关系的过程中，国家间适度的偏好差异能够为政治同盟的构建提供激励和空间。研究表明，在全球基金的建立过程中，发达国家与发展中国家之间出现了复杂的政治斗争和意见分歧，但在世界卫生组织的协调下，国家之间为了共同的卫生目标，不断弥合观念差异。通过为发展中国家的艾滋病、结核病、疟疾等疾病的防治提供资源和支持，全球基金在卫生治理领域的影响力越来越大，成为全球卫生伙伴关系的典型代表。从乔恩·利登（Jon Liden）提供的关于全球基金第一轮融资的详细统计数据中，可以看出发达国家为全球基金提供了关键性的资金支持。同时，发展中国家的广泛参与也推动了全球基金的项目实施和扩散。利登这样描述：

> 发展中国家刚开始对全球基金的援助活动感到相当困惑……在我们的协调和宣传下，2003年2月，我们发出首批申请单，随后就收到了大批回复信件，面积不大的全球基金秘书处不得不清理整个办公室来处理这些申请单。4月，我们收到了第一轮融资的5.5亿美元捐赠款。12月，3笔捐赠款协议签署完毕，针对海地、加纳和坦桑尼亚的拨款也准备就绪。全球基金对符合条件的145个国家表示，请给予他们一些时间，在他们了解应对这些流行疾病需要采取什么措施之后，再研究决定是否为这些国家提供资金。全球基金的需求驱动资助模式为全球卫生和发展援助做出两点贡献：将关注的重点从相对抽象且理论化的"需求"数据转向更为具体的"可资助的需求"数据；为筹集必要的资金创造了一个更现实可行的方案。②

---

① Gro Harlem Brundtland, Fifty-Fourth World Health Assembly, Agenda Item 3, May 14 (A54/3), Geneva, 2001, accessed May 1, 2022, https://apps.who.int/iris/handle/10665/260183.
② Liden Jon, *The Grand Decade for Global Health: 1998–2008* (London: Chatham House, 2013), p.39.

私有部门的支持对于跨国公私伙伴关系同样重要。配合布伦特兰的话语宣传，以盖茨基金会为代表的私有部门也在各种场合对公私合作的理念与价值进行宣传。2001年1月，比尔·盖茨在达沃斯世界经济论坛发表讲话时强调：

> 我非常乐观地认为我们将建立大量的创新（公私）伙伴关系，伙伴关系对于改善各国卫生情况极度不平等的状况至关重要……制药公司理应成为伙伴关系的重要参与方，它们对如何提供援助一贯保持非常开放的态度，我们一定要从根源上激发企业从事药品研发的动力。①

2002年，盖茨基金会首席执行官帕蒂·斯通西弗（Patty Stonesifer）在西雅图基金会会议上为公私伙伴关系的合作理念做出阐释：

> 比尔和梅琳达对世界各地儿童之间可怕的健康差距感到震惊……在贫穷的国家和地区，每12个儿童中就有1名死于麻疹、疟疾、腹泻等可预防疾病……疾病会导致一个家庭越来越贫困，贫困又反过来加深疾病……在卫生支出需求最大的发展中国家，资金及药品供应量却是最低的，私营部门一般不会为这类疾病研发疫苗、药物或诊断技术，因为穷国买不起。为此，公共机构与研究机构、制药公司构建伙伴关系，对促进这些被忽视领域的药品研发、技术获取而言必不可少。②

如表5.1所示，2001年至2008年，在盖茨基金会领袖发表的演讲中，"公私伙伴关系"被提及的次数高达48次。在宣传"公私伙伴关系"理念的过程中，"创新""积极""富有价值""至关重要""强有力"等积极词汇被反复使用，"公私合作"的理念合理性得到不同角度的论证，私有部门的作用得到美化与拔高。

---

① 2001 World Economic Forum, January 29, 2001, accessed March 1, 2022, https://www.gatesfoundation.org/ideas/speeches/2001/01/bill-gates-2001-world-economic-forum.

② 2002 Seattle Foundation Meeting, June 11, 2002, accessed July 1, 2021, https://www.gatesfoundation.org/ideas/speeches/2002/06/patty-stonesifer-2002-seattle-foundation-meeting.

表 5.1　2001—2008 年盖茨基金会负责人演讲中提及"公私伙伴关系"的频率及用词

年份	描述用词	提及频率/次
2001	optimistic	1
2002	enthused/important/unheard/diligence/professionalism/business-like/awe-inspiring/innovations/contribution/positive/catalyst	4
2004	essential/initiative/thanks to/positive/all the rage/important/different strengths	4
2005	creative/innovative/powerful/promising/successful/fundamental/exciting/fantastic/think big/great hope/present a major step	6
2006	advance/importance/critical/proud/valuable/urge/model/important/look forward/support	9
2007	central/crucial/press/unique/a sound model/firmly believe/optimism/stronger/innovation/creativity/exciting/a real chance/a terrific model/important/essential/multiplies/diversity/desperately/enduring/valued	10
2008	save/extension/breakthrough/powerful/work together/maximize their strengths/optimism/synergies/unusual/innovation/intensify/strengthen/complement/vital/value deeply/potential/call for change/determine/encourage/innovation	14

来源：笔者整理

在跨部门话语联盟的持续宣传下，"公私合作""公私伙伴关系"成为这一时期全球卫生治理的政策范式，公私伙伴关系被奉为"流行"及"受欢迎"的新型治理模式。反对公私伙伴关系的世卫组织官员或学者则被贴上"因循守旧"的标签，成为少数派。国际营养组织（Nutrition International）主席文卡特什·曼纳尔（Venkatesh Mannar）对此称：

> 追求公私伙伴关系已经成为世界卫生组织政策不可或缺的一部分，那些主张对这一政策趋势进行批判性审查的官员或学者被告知，他们遵循"过时的心理模式"，一点不符合当前时代要求，他们可能会给那些本来可以受益的受援者带来不必要的痛苦。[①]

在布伦特兰及世卫组织的倡议下，围绕疾病治疗、疫苗接种、消灭疾病

---

① Judith Richer, "Public-Private Partnerships for Health: A Trend with No Alternatives?" *Development*, vol. 47, no. 2 (2004): p. 44.

和人道主义援助等议题领域，无国界医生组织、救助儿童会、乐施会、扶轮国际社、红十字会与红新月会国际联合会、美国红十字会及宗教团体非政府组织表达了对公私伴关系倡议的支持。国际防治麻风组织联合会（International Federation of Anti-Leprosy Associations，IFAA）、全球碘营养联盟（Iodine Global Network，IGN）、视力和生命（Sight and Life，SAL）、国际供水与卫生中心（International Water and Sanitation Centre，IWSC）等慈善组织也在促进卫生伙伴关系的兴起方面发挥了重要的作用。如图5.2所示，作为世卫组织专业知识的重要来源，研究所参与了20%左右的伙伴关系，非政府组织参与了33%左右的伙伴关系。

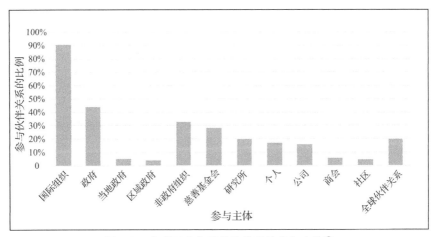

图5.2　全球卫生公私伙伴关系的参与主体①

商业行为体是公共卫生援助的重要资金来源之一。20世纪90年代之前，洛克菲勒基金会（Rockefeller Foundation）与克拉克基金会（Clark Foundation）等慈善组织便已经通过资助药品研发等方式对公共卫生施加积极的影响。1990年，在总计56亿美元的卫生发展援助额中，大约15%由私营部门和基金会提供。② 通过针对具体问题构建伙伴关系平台，私营部门能够直接参与卫生治理，影响卫生议程。如图5.2所示，慈善基金会参与了近三分之一（29%）的伙伴关系。随着私营部门在世界卫生治理领域的影响力

---

① Liliana B. Andonova, *Governance Entrepreneurs: International Organizations and the Rise of Global Public-Private Partnerships* (London: Cambridge University Press, 2017), p.156.

② 勒夫贝尔：《创新卫生伙伴关系：多元化的外交》，郭岩等译，北京：北京大学医学出版社2014年版，第25页。

不断扩大，慈善基金会的捐赠规模也发生了变化。2007年，在卫生发展援助资金中，私营部门的援助比例已经升至30%。其中，作为卫生援助规模最大的私人倡议者和资助者，盖茨基金会在全球卫生领域拥有广泛的影响力。[①] 1999年上半年，盖茨基金会（资产超过180亿美元）对一部分卫生伙伴关系做出了重大赠款承诺，分别向儿童疫苗项目（Children's Vaccine Program，CVP）认捐1亿美元，向遏制疟疾伙伴关系提供5000万美元，向国际艾滋病疫苗倡议提供2500万美元，向国际沙眼病防治倡议捐赠100万美元。除盖茨基金会之外，制药行业的资金贡献同样不容忽视，辉瑞公司在1999年前后向国际沙眼病防治倡议贡献6300万美元的资金。

凭借组织的专业权威、志同道合的成员国和私有部门领导人的支持，布伦特兰领导下的世卫组织成功构建起"跨部门联盟"，合力推进全球卫生公私伙伴关系的扩散。至此，一个动态的制度变迁周期正式开启。在世卫组织的推动下，在20世纪90年代中后期，全球伙伴关系迅速发展和扩散，对全球卫生治理结构施加了重大影响。2000年前后，世卫组织主导建立了约70个全球卫生伙伴关系。在这之中，颇具代表性的卫生伙伴关系当属遏制疟疾伙伴关系、全球疫苗免疫联盟和全球基金。

1998年，布伦特兰发起了遏制疟疾伙伴关系，该伙伴关系的创始伙伴包括世界银行、联合国开发计划署、联合国儿童基金会及大批私营公司和民间社会组织。遏制疟疾伙伴关系将关注的重点放在非洲，旨在减少疟疾的发病率和死亡率。遏制疟疾伙伴关系由世卫组织秘书处直接负责，每年召开伙伴关系大会，对于疟疾防治工作展开讨论。1999年，世卫组织促成瑞士政府、英国国际发展部、荷兰政府、世界银行和洛克菲勒基金会构建了抗疟药品事业会（Medicines for Malaria Venture，MMV）。2000年，世卫组织又推动构建全球结核病药物研发联盟（Global Alliance for TB Drug Development，TB Alliance）。作为全球健康伙伴关系的突出代表，全球基金深刻地改变了全球健康政策制定的环境和背景。在世卫组织的促成下，作为国际健康领域最成功的机制之一，全球基金成立于2002年，作为一个融资机构，它为抗击艾滋病、肺结核和疟疾融资，为对象国吸引、管理和支付财政经费，为有需要

[①] 勒夫贝尔：《创新卫生伙伴关系：多元化的外交》，郭岩等译，北京：北京大学医学出版社2014年版，第135页。

的国家或地区提供资金,并确保这些资金的有效利用。世卫组织还积极协助其他联合国机构组建公私伙伴关系。2000年,在世界银行与比尔和梅琳达盖茨基金会的支持下,全球疫苗免疫联盟成立。布伦特兰特别顾问托雷·戈达尔担任联盟第一任行政秘书,在推进联盟的创立和发展方面发挥了重要作用。

综上所述,纵观世卫组织的发展历程,20世纪80年代之前,该组织作为联合国专门性卫生机构,在卫生治理领域占据独一无二的领导地位。近30年的"统治地位"使世卫组织逐渐丧失危机意识和创新精神。20世纪80年代,世卫组织逐渐陷入财政与合法性危机,但组织未能做出有效应对。相反,在中岛宏任期内,世卫组织在治理效能与对外协调方面遭遇困境,其国际声誉和权威形象收到损害。在此背景下,为带领组织走出危机,世卫组织内部政治创业家布伦特兰利用公私伙伴关系的创新制度形式推动变革。借助个人的专业能力及组织的专业团队,布伦特兰不仅成功克服组织传统理念带来的阻力,缓解组织内外的意见分歧,拉拢其他志同道合的国际组织领导者加入政治同盟,争取发达国家与发展中国家的政治支持,还有效吸纳了非政府组织、私营公司等私有部门的财政资源与动员能力。因此,"最不可能"与私有部门展开密切合作的世卫组织,在布伦特兰及政治同盟的作用下,推动了全球卫生公私伙伴关系在20世纪90年代中后期的繁荣兴盛。

小 结

实证结果表明,公私伙伴关系在全球卫生领域的扩散进程与理论解释是一致的。在全球卫生治理领域,世界卫生组织总干事布伦特兰、联合国儿童基金会执行董事格兰特及其继任者贝拉米作为制度变革的政治创业家,在国际组织面临外部压力之际,受到新自由主义"私有化"观念的影响,通过与其他国际组织、私营企业或基金会的领导者构建联盟,主动发起制度革新,利用公私伙伴关系缓解国际组织的财政压力和声誉风险,最终推动全球卫生伙伴关系的扩散。对于联合国儿童基金会而言,因缺乏"盟友",执行董事格兰特在20世纪80年代没能推动伙伴关系在卫生领域实现"燎原之势"。直至20世纪90年代末,贝拉米接替格兰特担任执行董事之际,联合国儿童基金会才顺利推动公私伙伴关系的规模扩散。对于世界卫生组织来说，尽管存在相对缺乏创新传统、与私营部门之间的观念异质等不利条件，布伦特兰的出现及政治同盟的缔结，依然促成世卫组织领导下创新卫生伙伴关系的迅速扩散。

第六章

全球卫生公私伙伴关系制度化水平的影响因素

基于交易成本的新视角,我们得到关于公私伙伴关系制度化水平的理论假设。由于不同公私伙伴关系的参与主体不同、功能类型不同,因而产生的交易成本也不同。通过选取不同的公私伙伴关系作为案例,本章旨在验证交易成本与制度化水平之间的因果机制假设。

如表6.1所示,我们选取了全球疫苗领域的三个公私伙伴关系作为案例:儿童疫苗倡议、全球疫苗免疫联盟、国际艾滋病疫苗倡议。之所以选择这三个案例,原因在于以下三点。其一,三者同属于疫苗领域的公私伙伴关系,公私部门之间的合作内容、交易成本和制度设置具有相似性和可比性。其二,案例的选择满足了正面案例和负面案例的要求。作为全球疫苗免疫联盟的前身,儿童疫苗倡议在存续期间一直保持松散的制度结构,属于负面案例的范畴,而全球疫苗免疫联盟发展成为制度化水平较高的实体机构,属于正面案例范畴。通过对儿童疫苗倡议与全球疫苗免疫联盟的比较,本研究可在控制治理成本的前提下,比较两者的让渡成本和摩擦成本对制度化水平的影响。其三,除案例间比较之外,国际艾滋病疫苗倡议和儿童疫苗倡议在发展过程中,均出现交易成本和制度化水平的变化,使我们在进行案例间比较的同时,能够实现案例内比较,从而凸显案例研究的"比较"精神。具体而言,国际艾滋病疫苗倡议的功能领域和制度化水平在1999年前后出现了显著变化,通过对国际艾滋病疫苗倡议两个发展阶段的比较,本研究可在控制让渡成本与摩擦成本的前提下,比较治理成本对制度化水平的影响。同时,整体作为负面案例的儿童疫苗倡议在1995年前后发生了摩擦成本的改变,本研究可在控制治理成本和让渡成本的基础上,追溯摩擦成本的轻微改变是否对制度化水平产生影响。在实现案例间和案例内的"控制与比较"原则的基础上，下文将逐一对单个案例进行模式匹配和过程追踪，验证交易成本与制度化水平之间的因果链条。

表6.1 全球疫苗公私伙伴关系的交易成本

名称	类型	目标	让渡成本 公有部门	让渡成本 私有部门	摩擦成本	治理成本	案例性质
儿童疫苗倡议（1990—1995）	服务	疫苗研发	高	低	中	控制因素	负面案例
儿童疫苗倡议（1995—1998）	服务	提高疫苗可及率	高	低	高	控制因素	负面案例
全球疫苗免疫联盟（2000— ）	服务	提高疫苗可及率	高	高	中	控制因素	正面案例
国际艾滋病疫苗倡议（1996—1999）	知识	传播关于艾滋病疫苗的知识	控制因素	控制因素	低	控制因素	负面案例
国际艾滋病疫苗倡议（1999— ）	服务	促进艾滋病疫苗的研发并提高其可及率	控制因素	控制因素	高	控制因素	正面案例

来源：笔者整理

第一节 从儿童疫苗倡议到全球疫苗免疫联盟：公私部门合作的深化

作为全球疫苗领域的公私伙伴关系，儿童疫苗倡议与全球疫苗免疫联盟旨在提高疫苗在发展中国家的可及率，通过提供疫苗服务减少可预防疾病的死亡人数。两者同属于服务型伙伴关系，且目标领域一致，儿童疫苗倡议也因此被视为全球疫苗免疫联盟的前身。由于功能相似，我们可控制治理成本对两个公私伙伴关系制度化水平的影响。

基于对治理成本的控制，下文将追溯并比较儿童疫苗倡议和全球疫苗免疫联盟的让渡成本与摩擦成本，并对两者的制度化水平高低做出预期，最后通过实证分析结果验证理论假设。值得强调的是，儿童疫苗倡议内部的摩擦成本在1995年前后发生显著改变，但让渡成本保持不变。据此，我们可在进一步控制让渡成本的基础上，考察儿童疫苗倡议的制度化水平是否因摩擦成本的改变而发生变化,以此验证理论假设。通过对儿童疫苗倡议和全球疫苗免疫联盟的案例间比较及儿童疫苗倡议的案例内比较,本研究在对案例实施模式匹配和过程追踪的同时,凸显了案例研究的"控制与比较"原则。

一、儿童疫苗倡议:"弱"制度化进程

1990年,世界卫生组织、联合国儿童基金会、联合国开发计划署、世界银行和洛克菲勒基金会共同组建儿童疫苗倡议,旨在通过新型疫苗的研发救助发展中国家的儿童。

儿童疫苗倡议成立之前,全球疫苗体系处于无序状态,公共领域和私有领域之间缺乏交流与合作。公有部门长期支持和协助科研机构开展基础研究,进行大规模临床试验,并向第三世界国家的儿童提供疫苗援助。私有部门致力于疫苗产品的规模生产和销售,具体涉及候选疫苗的筛选测试、疫苗许可证的申请、疫苗配套设施的生产、疫苗的规模生产、疫苗的运输与销售等。政府官员、基础研究人员和疫苗产品研发人员与疫苗生产商缺乏有效沟通,无视彼此的诉求和利益。但疫苗援助往往需要公有部门和私有部门的通力合作。在全球疫苗市场,私营部门为发展中国家生产新型低价疫苗、提供低价疫苗服务的利润动机不足,需要公有部门协助或引导。同时,公有部门在提供疫苗援助时,需要私营部门配合新型产品研发,提供稳定和低价的疫苗。

儿童疫苗倡议是一次开创性的尝试,它将公有部门和私有部门联合起来,在疫苗研发和生产领域发挥各自优势。然而,由于公私部门之间的观念异质性及沟通障碍,在世卫组织不愿放弃疫苗领域控制权,私有部门不愿做出资金承诺的情况下,双方的深度合作存在障碍,儿童疫苗倡议始终保持较低的制度化水平,在1995年之后,甚至出现制度化水平弱化的趋势。

(一) 疫苗领域:观念的异质性

在儿童疫苗倡议成立之前,就疫苗的研发和生产而言,公私部门之间相互否定价值,彼此并不信任。这种观念的异质性突出存在于世卫组织与私营企业之间。

在疫苗领域,公共卫生部门认为,疫苗的创新型研发工作是由政府支持的科研机构完成的,而私营部门只是简单地"拿走"这些疫苗,进行大规模

生产，并以此牟利。同时，作为预防致命性传染病的医药产品，疫苗的研发、交付与规模生产应遵循人道主义原则，而不应从纯经济收益的角度出发。疫苗属于社会公共物品，不应完全由市场决定。以盈利为目标的私营企业的疫苗研发和生产行为是不道德的。

在与私营部门交往的过程中，世卫组织认为自身与私营部门存在利益冲突，制药行业和私营部门是世卫组织作为公共部门的重点监察和防范对象，而不是合作对象。在处理涉及私营部门的事务时，世卫组织往往更关切组织的"公利"原则是否受到企业的侵蚀，组织声誉是否因与企业交往过于密切而遭受损害，而不是与企业展开深入沟通和合作，引导和管理企业行为。因此，作为全球卫生领域最大的政府间组织，世卫组织本可整合疫苗领域各部门的资源，引领科技创新，通过与私营部门的灵活沟通，弥合公私部门之间的观念差异，将最新科技成果高效转化为符合认证标准、在发展中国家购买力范围内的疫苗产品，但世卫组织的规范立场使组织难以跟私营部门展开建设性合作，尤其是在疫苗等需要私营部门广泛支持的领域。

与公有部门的观念相悖，私营部门认为，无论是疫苗还是其他商品，对利润的追求是创新的动力。疫苗领域的逐利行为不仅能够激发创造力，还可以挽救生命。在疫苗的实际生产和交付过程中，实验疫苗和可供使用的疫苗产品存在很大差距，疫苗服务的真正提供者是疫苗生产商，而不是基础研究人员，更不是政府部门。在企业看来，国际组织等公有部门行政效率相对较低，创新精神不足，还试图通过制定规则、监管等干预措施扼杀企业的高效与创新。在全球卫生领域，制药企业普遍认为，作为公有部门代表的世卫组织的专业能力及内部管理存在缺陷。对此，有学者总结道：

> 随着时间的推移，世卫组织的专业能力和人才选拔机制受到外界质疑……早期，世卫组织曾汇聚一批熟悉国际卫生议题的专业人才，然而随着时代更迭和人员更替，组织在专业能力和人事构成上面临新挑战……尤其在区域主管的选任机制上，世卫组织区域办事处与当地政府之间的关系较为密切，地方政治诉求在一定程度上影响了人事安排

的透明性与规范性。①

在对世卫组织内部治理方式存在质疑的基础上，部分私营部门对其专业能力也表达了不满。他们指出：

> 世卫组织的主要作用似乎就是提供技术建议，之后的资金支持通常由联合国儿童基金会或世界银行等机构承担。但世卫组织提出的很多建议在实际操作中也不总是令人满意。①

综上所述，在疫苗的研发和生产领域，世卫组织与私有部门之间的观念异质性是儿童疫苗倡议面临的困境之一。可以预期，公私部门之间的异质性将导致摩擦成本增加，部门之间的不信任将导致参与伙伴不愿做出有约束力的承诺，从而降低伙伴关系的制度化水平。

（二）强化异质性：公私部门之间的沟通障碍

成立之后，儿童疫苗倡议启动了"新型脊髓炎疫苗"的研发项目，这一项目被视为最具前景的合作规划，一度成为消除发展中国家小儿麻痹症的希望。

最初，疫苗企业并不愿投资新型疫苗，他们认为，现有的脊髓炎疫苗的质量与稳定性较高，能够基本满足市场需要，新型疫苗的研发将耗费大量资源，无法获得理想的市场回报率，与企业的盈利目标不符。但为了实现儿童疫苗倡议的核心使命，获取公有部门对私营部门的信任，在国际制药商协会生物委员会主席雅克·弗朗索瓦·马丁（Jacques-Francois Martin）的游说下，制药行业最终同意研发耐热性更强的脊髓炎疫苗。马丁认为，药企立场的转变将改善公有部门对制药行业的成见，证明疫苗企业是负责、可靠的合作伙伴，从而为未来公私部门的深度合作奠定基础，为整个疫苗产业带来长远收益。

在发现重水（氧化氘）能够提高脊髓炎疫苗的热稳定性之后，马丁代表制药行业对耐热性脊髓炎疫苗的研发表示支持，以期在实现人道主义目标的同时，以最低的成本获取累积性利润。在马丁代表的私营部门看来，当制药

---

① Muraskin William, "Origins of the CVI—Political Foundations", *Social Science & Medicine*, vol. 42, no. 12 (1990): p. 1733.

企业不再将盈利视为投资的唯一目标之后，作为良性回馈，公有部门应通过承诺批量购买新型疫苗等形式，向制药行业证明，公有部门同样是值得信任的合作者。在此之前，制药行业普遍认为，公共部门常受制于政治或舆论压力而随时改变投资立场，不是稳定可靠的合作伙伴。因此，马丁坚信，通过新型脊髓炎疫苗的研发合作，公私部门之间将培育对彼此的信任，消减部门之间的异质性。

然而，公有部门并没有像制药行业预期的那样做出坚定的政治承诺。相反，尽管新型疫苗的研发是儿童疫苗倡议的核心官方目标，但公有部门不赞成新型脊髓炎疫苗的研发项目。世界卫生组织扩大免疫规划（Expanded Programme on Immunization，EPI）的领导者认为，消除小儿麻痹症并不需要新型疫苗，企业的研发行为纯属浪费时间和精力。并且，作为新型疫苗稳定剂的重水（heavy water）还会在发展中国家引起恐慌，被反疫苗接种团体抓住把柄，坐实疫苗具有放射性的谣言。公有部门还认为，新型耐热性疫苗不符合联合国扩大免疫规划的目标倡导。扩大免疫规划呼吁各国在规定日期为儿童批量接种疫苗，而不是零星接种。一定时间内的大规模免疫使疫苗对温度的敏感性大大降低，且带有内部温度检测器的疫苗存储包装能够使接种者清晰地看到疫苗是否因温度过高而失效。因此，公有部门认为，新型耐热性脊髓炎疫苗的研发毫无意义，不符合发展中国家对疫苗的需求。

在存在意见分歧的情况下，公有部门并未选择以沟通和协商的方式消除私营部门的误解和顾虑。相反，在坚持自身立场的基础上，公有部门就新型脊髓炎疫苗的研发做出专断决策。1995年，在华盛顿会议上，世界卫生组织、联合国儿童基金会、美国疾病控制中心和其他公有部门代表认为，新型耐热性脊髓炎疫苗的研发没有必要，即使研发成功，高昂的价格也会使发展中国家无力支付。在私营部门毫不知情的状况下，公有部门在华盛顿会议上单方面做出终止脊髓炎改良疫苗研发的决定。[①] 华盛顿会议的决策内容与决策形式对于儿童疫苗倡议的制度化建设来说是灾难性的。公有部门对于新型疫苗研发价值的否认，事实上挑战了儿童疫苗倡议的存续理由。决策形式彰显了公有部门的独断作风，在公私部门之间沟通渠道阻塞的情景下，私有部

---

① Muraskin William, "The Last Years of the CVI and the Birth of the GAVI", in Michael Reich. ed. *Public-Private Partnerships for Public Health*（MA：Harvard University Press, 2002), p.123.

门对公有部门的不信任进一步加深。

可以预期,公有部门拒绝与私有部门沟通而独自做出决策,双方的沟通不畅强化了异质性,将进一步降低儿童疫苗倡议的制度化水平。

(三) 世界卫生组织:拒绝让渡控制权

作为全球卫生领域的专门性机构,与联合国儿童基金会等其他国际组织相比,世卫组织在疫苗领域的权力让渡成本更高。基于组织的生存和发展利益,世卫组织不愿与私有部门分享疫苗领域的决策权和主导权,更不愿儿童疫苗倡议完全脱离世卫组织的掌控。

1990年9月,中岛宏在涉及疫苗行动的会议上指出,世卫组织做好了主导疫苗合作的准备。① 1990年12月,在日内瓦召开的题为"加速公私部门在儿童疫苗研究方面潜力"的会议上,世卫组织发言人明确表示,希望儿童疫苗倡议能够在世卫组织的主导下运行,而不是"另起炉灶"。② 为表达抗议,美国洛克菲勒基金会健康科学部副主任士斯科特·哈尔斯特德(Scott Halstead)未出席此次会议。公共卫生专家安东尼·罗宾斯(Anthony Robbins)在会议发言时指出:"在一个从未管理过公私伙伴关系的国际官僚机构内部发起儿童疫苗项目的想法是极其错误的,倘若这么做了,无非是'新瓶装旧酒'。"③ 在洛克菲勒基金会及联合国计划开发署领导层的协调下,世卫组织勉强同意儿童疫苗倡议作为独立实体存在。

1995年,新型脊髓炎疫苗研发的失败引发疫苗倡议参与伙伴的不满,代表疫苗行业的咨询组与管理咨询委员会发起了"捐赠者运动",将疫苗倡议的权力从常设委员会转至利益攸关方大会(MIP)。因利益攸关方大会的决策结构过于松散,中岛宏择机将疫苗倡议与世卫组织全球免疫规划(GPV)合并,纳入世卫组织的管理轨道。GPV的执行董事李钟郁同时成为疫苗倡议的领导者。

糟糕的是,世卫组织的全球免疫规划与儿童疫苗倡议的目标领域基本重

---

① William Muraskin, "Origins of the Children's Vaccine Initiative: The Political Foundations", *Social Science & Medicine*, vol.42, no.12 (1996): p.1729.

② William Muraskin, "Origins of the Children's Vaccine Initiative: The Political Foundations", *Social Science & Medicine*, vol.42, no.12 (1996): p.1713.

③ William Muraskin, "Origins of the Children's Vaccine Initiative: The Political Foundations", *Social Science & Medicine*, vol.42, no.12 (1996): p.1729.

合，在很大程度上，强调儿童疫苗倡议的成功相当于变相批评全球免疫规划的低效，继而会使世卫组织承担权力和资源的流失成本及声誉成本。因此，两者的冲突立场使儿童疫苗倡议的制度建设工作更加困难：世卫组织不愿制度化水平较高的儿童疫苗倡议脱离自身掌控，威胁世卫组织全球免疫规划的权力地位。在多数情况下，即使是儿童疫苗倡议取得的成就，也会被贴上全球免疫规划的标签。

可以预期，作为全球卫生治理领域的专门性机构，世卫组织的权力让渡成本较高，将持续地阻碍儿童疫苗倡议的制度化进程。

（四）实证检验：儿童疫苗倡议的制度化水平

儿童疫苗倡议于1990年成立，于1998年因公私部门之间的分歧宣告解体。在伙伴关系存续的8年时间内，儿童疫苗倡议始终维持在较低的制度化水平，在1995年之后，制度化进程基本陷入停滞与倒退。

首先，义务性程度用于衡量参与伙伴是否做出社会承诺，愿意从事具体活动、向伙伴关系提供资金或遵守伙伴关系的规则。

20世纪90年代初，儿童疫苗倡议成立的初衷是借助合作网络的灵活性，为世卫组织与私营部门建立创新型伙伴关系提供"沟通空间"。作为合作平台，儿童疫苗倡议的核心职能离不开主要参与方的共同执行。儿童疫苗倡议的核心目标在于新型疫苗的研发，而新型产品的研发与上市涉及知识产权等法律问题。在儿童疫苗倡议的框架下，知识产权问题交由世卫组织的法务专家负责。虽然其他参与伙伴可以就相关法律问题进行探讨，但最终的指导意见或决策由世卫组织的法律专家做出。但矛盾的是，作为私营部门的监管方，世卫组织出于声誉考虑，不擅长直接处理涉及私营部门的相关事务，这正是成立儿童疫苗倡议的初衷。换言之，儿童疫苗倡议成立的目的在于弥补世卫组织的缺陷，但儿童疫苗倡议的运营依然绕不开世卫组织的"短板"。世卫组织与私营部门之间就疫苗研发的知识产权等法务问题僵持不下，立场和观念的异质性使双方互不信任。公有部门不愿让渡权力，对伙伴关系做出可靠承诺；私营部门出于投资回报率的考虑，也不愿做出有约束力的资金和行为承诺。

1995年之后，公有部门在华盛顿会议上的专断决策进一步扩大了双方的分歧，制药行业对世卫组织的负面情绪达到顶峰。国际制药商协会联合会

(International Federation of Pharmaceutical Manufacturers & Assciations, IFPMA)总干事哈维·贝尔（Harvey Bale）对此表示：

> 在推动疫苗研发的过程中，制药行业对世卫组织的工作方式表达了担忧。世卫组织在项目推进中缺乏清晰的目标设定和绩效评估体系，这跟企业强调结果导向的做事方式不太契合。在世卫组织的主导下，我们没能实现原本设想的合作目标。①

在1997年的贝拉焦会议上，作为私有部门代表，洛克菲勒基金会负责人赛思·伯克利（Seth Berkley）表示：

> 目前私有部门对世卫组织的领导普遍不满，不利于儿童疫苗倡议的发展和目标实现。只有世卫组织、世界银行、欧盟等公有部门愿意对儿童疫苗倡议做出更坚定的承诺，愿意让私有部门在倡议框架下拥有更大的代表权，私有部门才愿意做出更坚实的资金和服务承诺。②

世卫组织对于私营部门的指责同样不满，更不愿接受私营部门想要强化决策权和代表权的诉求。公私部门互不让步，直至儿童疫苗倡议因谈判破裂而走向解体。就此而言，在儿童疫苗倡议存续的8年中，世卫组织与私营部门之间观念的异质性导致双方并未达成任何有拘束力的规则或限制条件，参与伙伴也并未对倡议做出任何实质性承诺。

其次，就精确性程度而言，受到公私部门异质性和沟通不畅的影响，儿童疫苗倡议的目标、原则和程序极为模糊。成立之初，儿童疫苗倡议的目标十分宽泛：监督整个疫苗的研发和生产过程，从构思、实验、研发、规模生产到投入使用。

在发展过程中，儿童疫苗倡议的主要关切是新型疫苗的实验和研发。疫苗研发是一项复杂而耗时的工作，需要投入大量资源，具体涉及基础研究的核心发现、筛选候选疫苗、进行临床试验证明安全性、剂量核算、申请认证等一系列步骤。儿童疫苗倡议高调宣布要整合公私部门的资源，在对现有麻

---

① Muraskin William, "The Last Years of the CVI and the Birth of the GAVI", in Michael Reich. ed. *Public-Private Partnerships for Public Health* (MA: Harvard University Press, 2002), p.137.

② Muraskin William, "The Last Years of the CVI and the Birth of the GAVI", in *Michael Reich*. ed. *Public-Private Partnerships for Public Health* (MA: Harvard University Press, 2002), p.138.

疹疫苗、脊髓灰质炎疫苗、破伤风类毒素疫苗和百白破疫苗（百日咳、白喉、破伤风三种疫苗的联合制剂，简称DPT）进行改良的基础上，探索新型疫苗品种，合力研发出具有多抗原、高稳定性、口服、一次接种等优质特征的"灵丹妙药（magic bullet）"。但在确立新型疫苗研发的目标之后，儿童疫苗倡议并未制定精确的合作方案和议程。这一空泛的目标甚至被许多卫生专家视为"虚幻且不切实际的空中楼阁"。

1995年之后，新型脊髓炎疫苗计划流产之后，儿童疫苗倡议一度缺乏领导，职能领域更加模糊。在接受世卫组织接管之后，儿童疫苗倡议的目标领域与世卫组织的全球免疫规划产生重叠，使儿童疫苗倡议的使命叙述和职能范围更加模糊化。1995年，儿童疫苗倡议咨询组会议在圣保罗举行第五次会议。李钟郁博士在会议的大部分时间介绍了世卫组织全球免疫规划的目标和成就，甚少提及儿童疫苗倡议。一名发展中国家的代表指出，大部分世卫组织区域办公室之外的人并不知道儿童疫苗倡议的存在。部分欧洲捐赠国的代表也提出质疑，既然世卫组织已经退出疫苗改革的全球免疫规划，便没有必要再专门组建儿童疫苗倡议。1996年，儿童疫苗倡议咨询组会议在达喀尔举行，美国国际开发署观察员再度指出，除每年召开的咨询组会议之外，大部分与会者并不清楚儿童疫苗倡议在做什么，与世卫组织的全球免疫规划到底有何不同。

1998年，在儿童疫苗倡议利益攸关方大会（MIP）上，李钟郁博士指出儿童疫苗倡议的运营困境：

> 儿童疫苗倡议战略计划的许多活动由世卫组织的全球免疫规划执行。我们的合作伙伴认为两者之间毫无区分度。他们认为，在财政上同时资助儿童疫苗倡议与全球免疫规划是困难的，这导致儿童疫苗倡议的资金逐年减少，难以维持机构的基本运作。

再次，就授权性程度而言，由于世卫组织不愿放弃控制权以及部门之间摩擦成本过高，儿童疫苗倡议初期设置的常设委员会与工作组等决策和执行机构逐渐"虚化"，演变成世卫组织的"附属机构"（图6.1）。

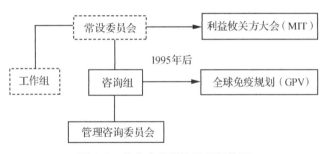

图 6.1　儿童疫苗倡议机制架构图

来源：笔者整理

1990 年，儿童疫苗倡议于成立之初展开了基本的制度建设。在倡议框架下，由世界卫生组织、联合国儿童基金会、联合国开发计划署、世界银行和洛克菲勒基金会的代表组成常设委员会，其他参与伙伴组成咨询组，每年定期召开会议。咨询组下设小型的管理咨询委员会，代表咨询组每年召开两次会议。儿童疫苗倡议还敦促疫苗企业积极加入咨询组，确保公私部门能够定期就疫苗议题举行会议。

为了提高执行力，儿童疫苗倡议还设立聚焦具体议题的工作组，主要负责协调公私部门之间的合作及新型疫苗产品的研发工作。咨询组和工作组的职能设定极为重要，它们可为公职人员与私营企业提供交流平台，继而为执行实际任务奠定沟通基础。同时，咨询组和工作组还可为公私部门提供社会学习的机会，既能使公有部门获悉私营企业对于疫苗产业的重要性，也能使私有部门改变认知，将公有部门视为可靠和稳定的合作伙伴。为了培养私有部门的主人翁精神，工作组领导由国际制药商协会联合会副主席理查德·阿诺德（Richard Arnold）担任。

然而，由于初期的观念异质性及部门之间的不信任，在阿诺德的领导下，作为核心执行部门的工作组名存实亡。作为制药企业代表，出于对公有部门的不信任，阿诺德并不愿承担代表私有部门与公有部门展开合作的风险和后果。因此，阿诺德并未将工作组发展成为儿童疫苗倡议的核心职能部门，而是不断降低工作组的会议召开频率，减少工作组承接的任务量。

1995 年之后，由于工作组的形同虚设，公有部门与私有部门之间存在沟通障碍。随着新型脊髓炎疫苗研发计划的失败，儿童疫苗倡议的咨询组代表架空了常设委员会的权力，使得疫苗倡议的两大关键职能部门彻底虚化。至

20世纪90年代中期，除定期召开的咨询组会议依然存在之外，儿童疫苗倡议设置的基本机制框架被彻底破坏。在世卫组织加强对儿童疫苗倡议的控制之后，咨询组在每年召开的会议上更多地关注全球免疫规划的成果，不再聚焦于儿童疫苗倡议。儿童疫苗倡议的制度化建设至此进入停滞和倒退时期，直至最终解散。

在世卫组织不愿放弃控制权的情况下，部门异质性、沟通问题增加了公私伙伴之间推进制度建设的缔约成本，捐赠方投资意愿的缺乏进一步限制了儿童疫苗倡议的深化合作，使儿童疫苗倡议在短暂存续的8年时间里保持着较低的制度化水平，在1995年之后甚至完全成为世卫组织的"附属机构"，直至1998年彻底解体。

综合儿童疫苗倡议的制度化表现，若分别赋予制度化水平的高、中、低三个层次以3、2、1分，则儿童疫苗倡议的制度化水平得分如表6.2所示。

表6.2 儿童疫苗倡议的制度化水平得分

制度化水平	义务性程度	精确性程度	授权性程度	
表现	无可靠的社会承诺；无有拘束力的协议	模糊的目标；宽泛的规则和计划	1990—1995年设立了关键职能部门；无外部或内部监督机构	1995—1998年职能部门逐渐"虚化"
分值	1分	1分	1分	趋于0

来源：笔者整理

二、全球疫苗免疫联盟：成功的制度化建设

20世纪90年代末，伴随着儿童疫苗倡议的解散，国际免疫计划的进展陷入停滞。发展中国家将近3 000万儿童没有针对致命性疾病进行全面免疫，还有大批儿童根本没有接种任何疫苗。严峻的形势使公有部门和制药企业不得不重新团结起来。儿童疫苗倡议解散之后，世界卫生组织、联合国儿童基金会、洛克菲勒基金会和制药行业开始探索构建新疫苗联盟的可能。作为世界卫生组织新任总干事，布伦特兰为公私谈判带来了新希望，盖茨基金会的加入也为新疫苗联盟的创建和制度建设增添了新的可能。

（一）布伦特兰的努力与谈判的僵持

儿童疫苗倡议的解体加剧了公私部门之间的不信任。公有部门对于倡议

目标近乎公然的蔑视让私有部门对于公私合作疑虑重重。世卫组织在与私有部门的交往中，面临严重的声誉危机。私有部门认为，作为联合国卫生事务的重要牵头机构，世卫组织在合作安排中更习惯于担任领导角色，这在一定程度上影响了平等伙伴关系的建立。世卫组织对公私合作模式和倡议持谨慎态度，更倾向于坚持自身既定的规范和规则。

1998年，格罗·哈莱姆·布伦特兰担任世卫组织新任总干事，为公私部门之间的合作带来新希望。作为政治创业家，布伦特兰怀着改革世卫组织的宏伟目标，希望借助公私伙伴关系的合作形式，有效应对世卫组织面临的财政和合法性危机。为此，布伦特兰逐渐转变对私有部门的相关政策，重建公私部门之间的信任。同时，与前任总干事中岛宏不同，布伦特兰和她的大部分高级顾问不是世卫组织的职业专家，尚未受到世卫组织传统理念和官僚文化的长期浸润。据布伦特兰的高级顾问约纳斯·斯特勒（Jonas Store）所言：

> 布伦特兰对于世卫组织同事想要维护组织权力和地位的想法并不赞同。例如，在世卫组织同事指责世界银行对疫苗议题的关切将会威胁世卫组织的地位和影响力时，布伦特兰批评了这位同事：你不能这么说……你不可以说远离我们的"地盘"，这是我们的任务，如果世界银行愿意为卫生领域投入更多资金，这是件好事。①

此外，与私有部门同质性更高的世界银行从世卫组织聘任了年轻的专业人员，以扩大世界银行在卫生领域的影响力。作为世卫组织与世界银行的领导者，格罗·哈莱姆·布伦特兰和詹姆斯·沃尔芬森彼此信任，保持着良好的工作关系。在处理涉及私有部门的事务中，布伦特兰的观念深受沃尔芬森的影响。布伦特兰曾致电沃尔芬森，对于沃尔芬森提出的国际卫生领域存在严重官僚作风的看法表示赞同。

然而，如理论所预期，政治创业家能够促进公私合作的形成与扩散，却无法以个人意志左右后续的制度安排。虽然布伦特兰对于世卫组织的内部文化和"领导者"心态不满，但她又必须依靠组织的信息收集、专业建议和政策指导。在与私有部门的谈判中，布伦特兰不可能完全脱离世卫组织的组织

---

① Muraskin William, "The Last Years of the CVI and the Birth of the GAVI", in Michael Reich. ed. *Public-Private Partnerships for Public Health*（MA：Harvard University Press, 2002）, p.146.

利益和官僚机构行事，而是整体上秉持"不愿让渡组织权力"的立场。

在儿童疫苗倡议解体之后，世卫组织、儿基会、世界银行、洛克菲勒基金和国际制药商协会联合会的代表组成了工作组，协商成立新的全球疫苗联盟的可能性。在协商的过程中，世卫组织的领导层仍然坚持新的疫苗联盟应当是一个松散的合作网络，而不是一个独立的组织。世卫组织的高级官员认为：

> 世卫组织是成员国授权的联合国专门性机构，私有部门在试图挑战世卫组织的地位，要求世卫组织交出权力。[1]

在私有部门坚持要求分享决策权的情况下，世卫组织单方面终止了谈判，公私部门之间再次陷入谈判僵局。

（二）多尔·戈达尔（Tore Godal）的"破冰"之举

1999年4月，正值世卫组织与私有部门谈判僵持之际，多尔·戈达尔出任谈判工作组的执行秘书。戈达尔上任时，公私部门之间的分歧局面已持续一年之久，双方已超过三个月没有进行任何的正式或非正式交流。在公私谈判的关键时刻，戈达尔扮演了沟通桥梁的角色，消除了公私部门之间针锋相对的局面。

戈达尔作为公私部门谈判协调者的优势在于，他领导过由世卫组织、联合国开发计划署、世界银行、制药企业共同参与的热带病研究与培训特别计划（Special Programme for Research and Training in Tropical Disease, TDR），拥有与私有部门合作的成功经验。此外，他还是布伦特兰"值得信赖的朋友"。

凭借在国际卫生领域30年的工作经验和社交网络，戈达尔在评估谈判僵局成因的基础上，将盖茨基金会纳入谈判方，重启公有部门和私有部门的谈判，并充当多方的协调者和联络人，消除各方对彼此的误解和不信任。据盖茨基金会儿童疫苗项目的高级成员称：

> 戈达尔始终把一个简单清晰的愿景或目标放在谈判桌上……他把不利于合作的一切因素剔除之后，反复询问国际机构、非政府组织、企

---

[1] Muraskin William, "The Last Years of the CVI and the Birth of the GAVI", in Michael Reich. ed. *Public-Private Partnerships for Public Health* (MA: Harvard University Press, 2002), p.150.

业，想要的究竟是什么，共同目标是什么，要不要为了这个目标而做出部分让步……我认为所有人都佩服他清晰的逻辑判断，以及他推进沟通和谈判的能力。①

在戈达尔的沟通和协调下，公私部门之间的僵持局面得到有效缓解，世卫组织愿意重新坐到谈判桌前。然而，公有部门不愿轻易放弃主导权及私有部门要求分享治理权力的核心矛盾并没有从根本上得到解决。

（三）盖茨基金会巨额的资金投入与高超的协调能力

在戈达尔的协调下，盖茨基金会进入协商全球疫苗联盟的谈判席。盖茨基金会的加入成为谈判的转折点。与洛克菲勒基金会不同的是，盖茨基金会在谈判中，主动做出向新联盟在5年内认捐7.5亿美元的资金承诺。这笔资金的存在及盖茨基金会在未来会投入更多资金的暗示，改变了联合国机构与私有部门之间的关系，软化了世卫组织的立场，使"一切不可能成为可能"。据一位世卫组织的官员所言：

> 当盖茨基金会提出巨额资金承诺时，我们面临选择"原则"还是选择"务实"。最终，我们还是选择了后者。我们的态度是尽最大努力与他们保持密切的接触。②

在提供7.5亿美元的种子资金的基础上，盖茨基金会承诺基金会的儿童疫苗项目（CVP）也会帮助新的疫苗联盟融资。宽裕的财政前景成为部门间摩擦的润滑剂，减少了部门之间的矛盾和误解，弱化了公私部门之间的矛盾。作为私有部门的代表，盖茨基金会凭借巨大的资本投入换来与世卫组织等公有部门的"议价权"，纵身成为主导谈判方之一。

凭借雄厚的资金实力和认捐承诺，围绕秘书处设置、沟通部门的设立、疫苗基金的设立等涉及公权力让渡的具体事宜，盖茨基金会成功让公有部门

---

① McNeill Desmond and Kristin I. Sandberg, "Trust in Global Health Governance: the GAVI Experience", *Global Governance: A Review of Multilateralism and International Organizations*, vol. 20, no. 2 (2014): p. 334.

② McNeill Desmond and Kristin I. Sandberg, "Trust in Global Health Governance: the GAVI Experience", *Global Governance: A Review of Multilateralism and International Organizations*, vol. 20, no. 2 (2014): p. 335.

做出妥协和让步。具体而言,在谈判过程中,首先,世卫组织认为,新的联盟只需要设立一个小型秘书处,接受世卫组织托管,履行部门间的协调职能。然而,为了保证巨额投入资金的回报率,盖茨基金会坚持认为,联盟应构建完善的机构体系,以保证良好的绩效结果。盖茨基金会要求建立一个功能齐全的独立秘书处,配备专业人员,使新的联盟能够独立运作。其次,与世卫组织和儿基会等公有部门意愿相左,盖茨基金会要求联盟可以直接通过专门的部门协调委员会(Interagency Coordinating Committees)进行沟通,无须借助世卫组织和儿基会的现有架构,避免联盟受到联合国机构的过度干涉。最后,为防止新联盟威胁自身在疫苗融资和采购领域的权力,儿基会并不赞成新联盟设置专门的疫苗基金。同时,儿基会还试图在联盟的财政和融资上增加发言权。然而,盖茨基金会坚持设立专门的儿童疫苗基金,并将其独立于儿基会。

盖茨基金会深谙谈判之道,在"逼迫"公有部门做出权力让步的同时,也做出三点妥协,以保证联合国机构不会退出谈判。首先,盖茨基金会将联盟秘书处的托管权交于儿基会,在获取儿基会支持的同时,避免了由世卫组织托管带来的问题。其次,盖茨基金会推选多尔·戈达尔成为免疫联盟的第一任领导者。戈达尔不仅与盖茨基金会保持良好的关系,也是世卫组织信任的伙伴。作为联盟领导,戈达尔可以有效消解世卫组织的疑虑和不满。最后,盖茨基金会支持世卫组织和儿基会轮流担任联盟理事会主席的决定。凭借巧妙的谈判技巧,盖茨基金会在确保联合国机构有效参与的同时,避免了公有部门占据独断地位。

在公有部门愿意交出部分权力之后,盖茨基金会继续充当公私部门之间的协调者和沟通者,为缓解双方矛盾和分歧、重建互信做出贡献。儿童疫苗倡议的失败经历使制药行业对公有部门持怀疑态度。凭借雄厚的资本、高超的沟通技巧和外交手段,盖茨基金会在公私部门之间"牵线搭桥",让私营部门重建对公私伙伴关系合作模式的信心。

盖茨基金会深知,投资回报率是私有部门的最大关切。与公有部门对私有部门以盈利为目标的"污名化"做法不同,盖茨基金会将制药行业的投资回报作为联盟的优先事项之一。为了保障制药企业在联盟框架下可以维护自身权益,盖茨基金会为企业在联盟理事会争取到两个表决席位。这一举措赋予了私营企业与公有部门同样的参与权和决策权。因此,在盖茨基金会的协调下,公私部门重新坐回谈判桌,平等表达诉求和立场,彼此做出妥协和让步。

2000年1月,长达2年的伙伴关系谈判结束,全球疫苗免疫联盟(GAVI)正式成立,由世界卫生组织、联合国儿童基金会、世界银行、盖茨基金会、国际制药商协会联合会及一些国家多方参与。通过提供疫苗服务、促进新型疫苗的发展,GAVI旨在降低可预防疾病的发病率。GAVI的总部设于日内瓦。

(四)GAVI的制度化建设

GAVI建立之后,盖茨基金会如约履行了7.5亿的资金承诺,并在联盟的发展过程中不断扩大资金投入。2000年至2009年,盖茨基金会出资额占GAVI总融资额的26%,2010年至2015年,盖茨基金会出资总额高达3.75亿美元。① 如图6.2所示,2000年至2020年,盖茨基金会出资额占GAVI总融资额的19.66%。

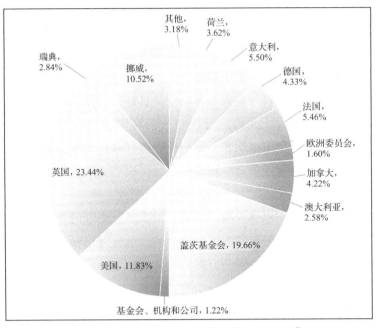

图6.2 全球疫苗免疫联盟捐赠方出资比例②

---

① Grace Chee, Vivikka Molldrem and Slavea Chankova, *Evaluation of GAVI Phase 1 Performance*, October 2008, accessed May 10, 2021, https://www.gavi.org/our-alliance/strategy/phase-1-2000-2005.

② Gavi, "Annual Contributions and Proceeds", accessed May 1, 2021, https://www.gavi.org/investing-gavi/funding/donor-profiles/annual-contributions-and-proceeds.

在盖茨基金会的游说下,其他私营部门也相应加大了对 GAVI 的捐款和资源承诺。受访者表示,与其他伙伴关系相比,GAVI 的突出优势在于充裕的资金,这些资金有利于实现疫苗服务目标,成为缓解部门之间竞争和摩擦的"润滑剂"。

作为主要投资方和私有部门代表,与公有部门相比,盖茨基金会更加看重 GAVI 的投资回报率。回报率不仅体现在制药行业能否保持长期盈利,还体现在 GAVI 的绩效目标能否实现。为了保证 GAVI 的成功,盖茨基金会不断推动联盟的制度化建设。在盖茨基金会看来,较高的制度化水平能够以稳定的形式约束世卫组织等公有部门的权力,在公私部门之间维持权力均衡,防止公有部门的官僚体系和低效阻碍 GAVI 的发展。更重要的是,完善的制度将提高 GAVI 的绩效。

图 6.3 展示了 GAVI 在发展中国家提供低价疫苗援助的具体流程:发展中国家需要提出疫苗需求量申请;世卫组织负责疫苗的预认证[①],将符合国际标准的疫苗列入采购清单;GAVI 负责人与疫苗厂商进行价格协商,确保低价疫苗的长期供应;疫苗厂商研发和批量生产疫苗;联合国儿童基金会负责集中的采购和分配;将疫苗运输至发展中国家,并开展疫苗接种服务。这套流程背后的运营逻辑如下。对于私有部门而言,疫苗研发和生产过程中,所需生产设备皆为疫苗产品量身打造,在不知产品效能和未来市场需求的情况下,投资研发和扩大生产规模是冒险的商业行为。对此,GAVI 通过预先承诺疫苗采购款的形式,消解企业研发和大规模生产带来的风险,进而激发疫苗厂商的创新潜力和疫苗生产能力。作为利益交换,疫苗厂商需要承诺为

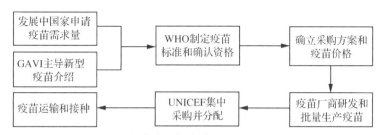

图 6.3 全球疫苗免疫联盟的疫苗服务流程

来源:笔者整理

[①] 作为药品质量和安全性能的评价体系,世界卫生组织预认证是疫苗产品进入发展中国家及联合国机构采购体系的"准入证"。

发展中国家长期提供低价新型疫苗。因此，低价的疫苗虽然减少了疫苗厂商的短期利润，但确保了长期稳定的收益率，继而实现"公利"与"私利"的双赢局面。

为了保证疫苗援助流程的顺利实现，盖茨基金会首先要确保援助方在该领域的长期出资承诺，其次要确保疫苗厂商做出长期低价供应疫苗的承诺，最后要确保发展中国家在接受资金援助之后，将其用于疫苗接种领域，而不是出现贪腐行为。因此，与各方达成有拘束力的协议（义务性程度）对于GAVI的成功运营至关重要。

2000年之后，凭借丰富的市场经验与智慧，盖茨基金会积极敦促GAVI的援助理念从"按需分配"向"基于绩效分配"转变。"按需分配"属于公有部门的传统援助理念，其原则是将疫苗产品或援助资金分配给最需要的国家，而不管这个国家的政府能否妥善地使用这笔资金。盖茨基金会推出的"基于绩效分配"原则是指，GAVI允许国家自由选择申请何种项目及何时申请，但该国政府首先要向GAVI独立审查委员会提交融资申请，之后经由秘书处审查，最后交由理事会审查。受援国不能无条件获得援助，其能否通过审查、继续获得资金的主要依据是数据质量稽查的绩效结果。① 为了赢得后续资金，发展中国家政府必须严格遵守GAVI的相关规定和流程，合理使用和分配援助资金与疫苗产品。"基于绩效分配"原则增强了发展中国家对GAVI承诺的效用。

2006年，利用私营部门的市场经验和智慧，盖茨基金会推动成立国际免疫融资机构（International Finance Facility for Immunisation，IFFIm），要求捐赠国政府做出高达63亿美元的长期出资承诺，这是史上第一个让捐赠方做出长达20年且具有法律拘束力的出资承诺协议。② 2009年6月，盖茨基金会与意大利、英国、加拿大、俄罗斯和挪威五个捐赠国共同出资15亿美元，发动先进市场推动疫苗计划（Advanced Market Commitment，AMC）。这一计划的运营逻辑在于，制药公司有了稳定的收入来源之后，才有投资生产疫苗的动机。作为交换，制药公司要签订具有法律拘束力的协议，承诺长期提供

---

① Gavi, "Country Hub", accessed May 1, 2021, https://www.gavi.org/programmes-impact/country-hub.

② Gavi, "International Finance Facility for Immunisation", accessed March 1, 2020, https://www.gavi.org/investing-gavi/innovative-financing/iffim.

一剂不超过3.5美元的低价疫苗。

在敦促各方做出可靠承诺的同时,盖茨基金会深信,承诺的履行需要精确的规则、程序和战略计划。2008年10月,GAVI颁布了正式的《全球疫苗免疫联盟章程》。作为一份具有法律拘束力的伙伴关系协议,该章程包含总则、融资途径、机构设置、修正案与协议的解除等部分,除进一步明确各机构的组成和职能之外,还详细规定了联盟的性质、名称与存续等内容。[1] 除这一核心章程之外,GAVI还颁布了《全球疫苗免疫联盟理事会及委员会运作程序》《管理委员会章程》《投资委员会章程》《项目与政策委员会章程》《审计与财务委员会章程》等文件,对理事会和相关委员会成员的职责范围及违约惩处均有明确规定。[2] 此外,GAVI设立了四个阶段的战略目标:2000年到2006年为第一阶段,2007年到2010年为第二阶段,2011年到2015年为第三阶段,2016年到2020年为第四阶段。GAVI董事会为每一阶段都制作了详细的计划书,在总结往年经验和教训的基础上,规定下一阶段的具体目标、实施步骤和注意事项。

在各方做出承诺、制定细致的规则和计划的同时,盖茨基金会认为,GAVI需要集中化的机构执行具体事务,需要监督部门监察公私部门和受援国的行为,防止各方的机会主义倾向。据此,盖茨基金会积极推动GAVI的授权性程度。在集中化的机构建设方面[3],GAVI由理事会、秘书处、审计处、常设委员会和咨询委员会5个部门组成,各部门分工明确,雇有正式员工。如图6.4所示,GAVI理事会享有决策权,设置28个代表席位。世界卫生组织、联合国儿童基金会、世界银行和盖茨基金会拥有理事会永久席位,而其他代表席位皆有时间限制。

---

[1] GAVI, "Gavi Alliance Statutes," accessed Jan 1, 2024, https://www.gavi.org/sites/default/files/document/2020/Gavi-Alliance-Statutes—June-2020.pdf.

[2] GAVI, "Board And Board Committee Operating Procedures," accessed Jan 1, 2024, https://www.gavi.org/sites/default/files/document/corporate-policies/Gavi-Alliance-Board-and-Committee-Operating-Procedures-December-2023_with-Annexes.pdf.

[3] *Gavi Alliance By-Laws*, 29–30 October 2008, accessed May 1, 2022, http://www.whale.to/vaccine/gavi.html.

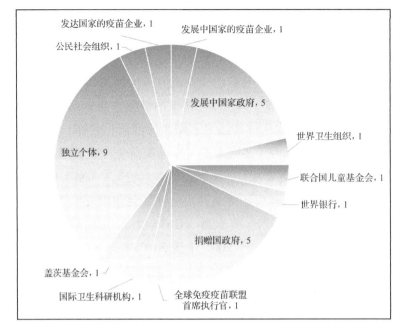

图 6.4　全球疫苗免疫联盟理事会席位分配①

就监督而言，GAVI 接受内部与外部的双重监督。GAVI 理事会共有 28 个席位，其中 9 个席位为独立个体（第三方）所设，说明联盟受到第三方监督。同时，作为国际机构实体，GAVI 的总部设在日内瓦，受到瑞士基金会监察委员会的外部监督和制约。

综上所述，儿童疫苗倡议和全球疫苗免疫联盟的主导国际组织都是世卫组织，该组织对权力让渡成本较为敏感。在面临世卫组织不愿让渡权力的困境下，布伦特兰的出现为世卫组织带来观念的更新，戈达尔作为联络人增加了公私部门之间的沟通频率，一定程度上减少了公私部门之间的摩擦成本，但依然没有解决公私部门之间的"权力之争"。盖茨基金会的加入打破了谈判僵局，巨额的资金投入使盖茨基金会获得了与世卫组织和联合国儿童基金会的议价权，为了约束公权力，保证投资回报率，盖茨基金会持续推动 GAVI 的制度化建设。若分别赋予制度化水平的高、中、低三个层次以 3、2、1 分，则全球疫苗免疫联盟的制度化水平得分如表 6.3 所示，远高于儿童疫

---

① Gavi, "Gavi Board", accessed March 3, 2022, https://www.gavi.org/our-alliance/governance/gavi-board.

苗倡议。实证检验符合理论预期。

表 6.3 全球疫苗免疫联盟的制度化水平得分

制度化水平	义务性程度	精确性程度	授权性程度
表现	公私伙伴之间达成可靠承诺；与受援国之间签订绩效协议	具体的目标及实施流程；详细的规则；细致的战略计划	各个部门分工明确；理事会享有决策权和监督权；受到第三方个体和瑞士基金会监察委员会的监督
分值	3 分	3 分	3 分

来源：笔者整理

第二节　国际艾滋病疫苗倡议：从"知识"到"服务"

1996 年，国际艾滋病疫苗倡议（International AIDS Vaccines Initiative，IAVI）正式成立，旨在开发疫苗和其他生物医学创新技术，防止艾滋病病毒感染。与其他伙伴关系不同的是，国际艾滋病疫苗倡议主要由各国的科学团体组成，在形式上作为"非营利性社会组织"或"科学组织联盟"存在，并未与公有部门建立正式联系。但就本质而言，这一科学组织联盟接受世界银行、英国和美国等国政府、欧盟等公有部门以及盖茨基金会、洛克菲勒基金会的资金支持，并在具体项目的推进上，与国际组织、各国政府、学术部门及私营企业展开密切合作，属于跨国公私伙伴关系的范畴。

由于世卫组织、世界银行等国际组织不在 IAVI 的官方名单内，基本被排除在倡议的正式制度框架外，只能通过资金支持或具体的项目合作来影响伙伴关系的决策和发展过程，因而公私部门之间的让渡成本和摩擦成本对于 IAVI 的制度化建设影响较小。值得关注的是，1999 之后，IAVI 转变了组织类型，从知识传播型伙伴关系转变为服务型伙伴关系，由此，公私伙伴关系的治理成本在 1999 年前后发生了变化。鉴于参与的行为体并未发生变更，对疫苗倡议制度化进程影响较小的让渡成本和摩擦成本基本保持不变。据此，可在控制让渡成本和摩擦成本对制度化水平影响的基础上，重点考察组织类型或治理成本对制度化水平的影响。

一、国际艾滋病疫苗倡议（1996—1999 年）：知识传播与制度化水平

根据世卫组织报告，截至 1993 年年底，全球艾滋病病例累积达 851 628 例，分布于 187 个国家。① 世卫组织专家进一步预测，自艾滋病流行起至 2000 年时，全球艾滋病感染人数预计有 3 000 万至 4 000 万，其中大多数病例将出现在发展中国家。据估计，全世界在 1993 年至少投入 15 亿美元用于预防艾滋病病毒，但这些资金大部分用于发达国家。科学家进一步指出，即使用于艾滋病防治的资金扩大 15 倍，全球艾滋病感染病例也只能缩减不到 50%。

严峻的现实使人们意识到，研发安全、有效和低价的艾滋病疫苗是遏制这一流行病在发展中国家传播的唯一有效途径。在此之前，疫苗已经成功抑止天花、小儿麻痹症等疾病的大规模流行。艾滋病病毒如何得到抑止、免疫系统如何发生作用，是科学界需要研究的课题。然而，由于缺乏投资动力，生物科技公司对艾滋病疫苗的研发并无兴趣，艾滋病疫苗的研发前景因资金匮乏受到限制。

在此背景下，洛克菲勒基金会在 1994 年至 1995 年组织了一系列国际会议，邀请科学家、公共卫生官员、发展专家、金融专家、疫苗企业代表、慈善团体等公私部门参加，共同探讨艾滋病疫苗的研发事宜。1994 年，贝拉焦会议得出两大结论：其一是有能力研发和规模生产艾滋病疫苗的制药公司缺乏经济动力，不愿为疫苗研发投入足够资源；其二是即使在艾滋病给发展中国家带来巨大经济损失的情况下，现有的候选疫苗中也没有发展中国家需要的类型，即稳定、高效、低价的疫苗。贝拉焦会议最终提出构建 IAVI 设想，以满足广大发展中国家的艾滋病防治需求。1995 年 8 月，纽约会议建议，IAVI 的重点是支持针对性的研发活动，为疫苗开发创造有利的舆论和资金环境。

作为上述会议的主办方，洛克菲勒基金会就儿童疫苗倡议相关事宜与联合国相关机构打交道时，对世卫组织等公有部门的行为模式和观念颇有微

---

① 《全球艾滋病战略的实施》，第四十七届世界卫生大会，1994 年 3 月 21 日，https://iris.who.int/bitstream/handle/10665/191686/WHA47_14_chi.pdf?sequence=1，访问时间：2024 年 1 月 1 日。

词。因此，在筹建 IAVI 的过程中，以洛克菲勒基金会为代表的私有部门对公有部门的参与异常敏感。对此，一位 IAVI 的受访者表示：

> 说实话，如果你想知道世界卫生组织等联合国机构在 10 年内取得了什么成就，答案恐怕是，不多。所以，你不会想把自己束缚在一个以冰川速度缓慢移动的组织内。[①]

基于上述观念，IAVI 虽然与联合国各机构建立了密切的联系，但并未将公有部门列为正式的参与伙伴。作为 IAVI 的首席执行官，塞斯·伯克利（Seth Berkley）在倡议组建的过程中发挥了重要作用，他一开始就对如何构建 IAVI 有着清晰的认知。IAVI 受访者表示：

> 赛斯一直知道我们需要国际艾滋病疫苗倡议这样的计划……他可能在 1993 年的时候无法告诉你倡议的全貌，但是他一直坚信，需要将研究机构、非政府组织和政策部门联合起来，在抗击艾滋病领域真正做一些事情……事实上，国际艾滋病联盟的理念一直都在，但实践并不多，因此，我们必须共同践行这些理念，坚持去做别人没有做过或做不到的事情。[①]

在私有部门的推动下，1996 年，国际艾滋病疫苗倡议正式成立。成立初期，国际艾滋病疫苗倡议主要发挥知识倡导和传播的作用，属于知识型公私伙伴关系。具体而言，通过与部门合作，国际艾滋病疫苗倡议旨在为发展中国家涉及疫苗研发和生产的公共卫生政策提供建议，以期加快疫苗的审批、制造与使用过程。以社区为单位，国际艾滋病疫苗倡议致力于疫苗的宣传教育，向社区成员讲述疫苗研究过程，消除发展中国家民众对疫苗的担忧和恐惧。国际艾滋病疫苗倡议还定期发布关于疫苗研究进展的相关报道，旨在构建关于艾滋病疫苗的知识数据库，与社会各界实现共享。

总的来说，这一阶段，国际艾滋病疫苗倡议的核心目标在于通过知识宣传与倡导，将艾滋病疫苗的研发议题提升为全球公共卫生议程的优先事项，

[①] Joanna Chatawa, "The International AIDS Vaccine Initiative (IAVI): Is It Getting New Science and Technology to the World's Neglected Majority?", *World Development*, vol. 34, no. 1 (2006): p.20.

使科学界、政界、社会团体以及其他部门意识到疫苗需求的紧迫性。对此，一项独立评估报告指出：

> IAVI 在提升艾滋病的政治关注度方面发挥了重要作用，使决策者更加重视研发一款符合发展中国家需求并能在全球同步供应的艾滋病疫苗的重要性……此外，IAVI 还积极推动发展中国家的政策制定者、科学家及民间社会深度参与艾滋病疫苗的研发工作，这在以往从未有过……重要的是，IAVI 也在全球范围内引领了艾滋病疫苗信息的传播。①

作为知识型伙伴关系，IAVI 只需要维持基本的宣传网络和社交平台，定期组织信息会议、发布关于艾滋病疫苗的相关报道（IAVI REPORT）②、发表宣言或倡议，并不涉及具体的利益分配问题和执行问题，致使这一时期伙伴关系的制度化结构也较为松散。

首先，就义务性程度而言，知识型的 IAVI 无须对公私部门施加有拘束力的条约或限制。这一时期，IAVI 收到来自洛克菲勒基金会、世界银行、联合国艾滋病规划署、盖茨基金会等公私部门的资助。IAVI 将资金用于日常运营、科研资助或奖励，但公私部门并未对 IAVI 做出任何关于出资或遵约的社会承诺，IAVI 对于接受资助或奖金的科研机构或高校也没有施加任何硬性条件和限制。

其次，就精确性程度而言，IAVI 的目标和计划较为宽泛，缺乏细致的实施步骤和具体的绩效标准。在 1996 年 IAVI 成立大会上，IAVI 临时董事会主席塞思·伯克利（Seth Berkley）简述了该倡议的概况和未来计划。美国前任国家过敏与传染病研究所艾滋病研究部门副主任玛格丽特·约翰斯顿（Margaret Johnston）简单介绍了该倡议的研究议程，没有公布该倡议的具体战略计划或财政预算。1998 年，IAVI 发表《艾滋病疫苗开发科学蓝图》，呼吁：

> 加强国际合作，以快速追踪多种艾滋病疫苗候选物的开发，齐心协

---

① Joanna Chatawa, "The International AIDS Vaccine Initiative (IAVI): Is It Getting New Science and Technology to the World's Neglected Majority?", *World Development*, vol. 34, no. 1 (2006): p. 23.

② IAVI, "IAVI Report", accessed March 2, 2020, https://www.iavi.org/media-and-resources/iavi-report/.

力研发疫苗，以防止非洲和亚洲传播的艾滋病变异感染。①

由此可见，这一时期，疫苗倡议的工作依然停留在呼吁和政策倡导层面，缺乏精确的实施方案。

再次，就授权性程度而言，作为信息传播和教化机构，IAVI 要解决的是"协调型问题"。参与伙伴只需要响应倡议号召，积极参与各项会议和议程，为艾滋病研发机构定期提供资助。该伙伴关系无须成立专门的监督机构审查参与伙伴的绩效，防范参与者的机会主义行径。因此，IAVI 成立之后，并没有进行集中化建设，也未设立内部或第三方监督机构。

1996 年，IAVI 成立之后，并未单独设置独立的办公场所，而是将秘书处设于洛克菲勒基金会纽约总部。IAVI 没有公布正式的参与伙伴名单，仅设置了临时董事会，处理日常的宣传和运营工作。临时董事会成员由联合国艾滋病规划署执行主任彼得·皮奥特（Peter Piot）、美国医学专家阿尔伯特·沙宾（Albert Sabin）和儿童疫苗倡议前顾问菲利普·罗素（Philip Russell）博士、洛克菲勒基金会健康科学部门协理主任赛思·伯克利、玛格丽特·约翰斯顿组成。临时董事会主席由赛思·伯克利担任。IAVI 的执行主任人选尚未指定。此外，该倡议还设立了科学咨询委员会（Scientific Adrisory Committee, SAC），主要负责疫苗研发的融资和宣传工作。

二、国际艾滋病疫苗倡议（2000 年至今）：疫苗服务与制度化水平

1996—1999 年，IAVI 作为知识型伙伴关系，致力于将艾滋病疫苗的研发提升为全球公共卫生议程的优先事项。2000 年前后，为了进一步推进艾滋病疫苗的研发、临床试验和规模生产，IAVI 的职能领域不再限于知识传播和分享，而是转向疫苗的实际研发和临床试验、疫苗的交付和分销等服务领域。为配合艾滋病疫苗研发和交付的整体目标，IAVI 还协助发展中国家建立实验室和诊所，组织人员培训，培养当地开展规模试验的能力，强化欠发达国家和地区的能力建设。其中，作为东非核心卫生战略的重要组成部分，能

---

① IAVI, "Scientific Blueprint for AIDS Vaccine Development", accessed March 2, 2020, https://web.archive.org/web/19980707192543/http://www.iavi.org/main_science.html.

力建设在 IAVI 的职能领域中逐渐占据关键地位。

与 1996—1999 年相同的是，1999 年之后的 IAVI 与公有部门之间依然没有建立正式的联系。IAVI 列出五位正式伙伴：法国梅里埃基金会（Fondation Mérieux）、弗朗索瓦-克萨维埃·巴努基金会（Fondation François-Xavier Bagnoud）、国家艾滋病信托基金（National AIDS Trust）、艾滋病疫苗倡导联盟（AIDS Vaccine Advocacy Coalition，AVAC）、萨宾疫苗研究所（Sabin Vaccine Institute）。世卫组织、世界银行等国际机构虽然与 IAVI 继续保持密切合作，但不在正式参与的名单内，从而最大限度地减少了公私部门之间互动对正式制度安排的影响。

随着目标领域的转换，IAVI 的实验项目逐渐增多。2000 年，IAVI 与靶向基因公司（Targeted Genetics Corporation）及俄亥俄州哥伦布儿童研究所（Children's Research Institute of Columbus, Ohio）结成疫苗研发伙伴关系（VDP），启动基于重组腺相关病毒载体（AAV）的艾滋病疫苗候选项目。同年，国际艾滋病疫苗倡议在牛津大学正式启动安卡拉豆苗（MVA）与基因（DNA）疫苗的候选疫苗实验。2000 年 9 月 21 日，国际艾滋病疫苗倡议研发部负责人韦恩·科夫（Wayne Koff）宣布，其中以改良型安卡拉豆苗为载体的艾滋病疫苗在英国药监部门的批准下，在肯尼亚地区开始第一阶段临床试验。

在发展中国家开展的临床试验对 IAVI 倡议的工作提出了新挑战。2002 年 10 月 27 日至 29 日，200 位医学专家召开第 13 届艾滋病病毒和艾滋病疫苗研讨会。在此次研讨会上，南非医学研究理事会（South African Medical Research Council, SAMRC）主席格兰达·格雷（Glenda Gray）谈到南非等发展中国家开展疫苗试验工作所面临的监管、道德和基础设施等方面的挑战。在 IAVI 成立之前，疫苗和药品的临床试验与批准大多在发达国家进行。在发展中国家进行临床试验，虽然能够提高药品的有效性，但面临更大的工作难度。发展中国家往往缺少审查临床研究的伦理委员会、数据安全和监测委员会，欠缺药品批准和许可的正规程序，配套的医疗团队和基础设施也相对落后。赞比亚药品监督委员会人员对此称："我们在疫苗监测方面几乎没有经验"。①

---

① IAVI, "IAVI report", vol. 6, no. 4, 2002, accessed May 1, 2020, https://www.iavi.org/wp-content/uploads/phocadownload/Back-Issues/Documents/IAVI_IAVI_REPORT_JUL-SEP_2002_ENG.pdf.

为了帮助中低收入国家提高研究能力，减少对高收入国家的研究成果依赖，IAVI 需要协助受援国加强能力建设。其中，"能力建设"的定义为"提高个人和机构进行高质量研究及与更广泛的利益相关群体沟通能力的举措"。① 为了协助目标援助国建立支持疫苗研发的卫生研究系统，以及为疫苗的认证和许可工作做好准备，能力建设是 IAVI 工作的重要一环。对此，IAVI 受访者表示：

> 能力建设不是国际艾滋病疫苗倡议的核心目标，却是我们获得资金的原因之一。国际艾滋病疫苗倡议的核心使命是明确的，即研制疫苗。但疫苗的研发是一个复杂的过程，它离不开发展中国家的能力建设。没有发展中国家的能力支撑，疫苗实验无法顺利展开，后续的疫苗交付和接种工作也无法完成。因此，能力建设对于实现国际艾滋病疫苗倡议的目标而言是必不可少的。②

IAVI 的能力建设活动包括科研技术培训、基础设施建设、社区参与、倡议网络建设。③ 科研技术培训要求 IAVI 协助提高受援国当地科研机构的技术和质量标准，增强科研人员的研究能力。基础设施建设要求 IAVI 协助受援国构建良好的研究基础设施，为研究者提供实验设备，为疫苗临床试验的志愿者提供医疗团队。社区参与要求 IAVI 通过教育和宣传提高当地民众的疫苗接种意识，征集接受临床试验的志愿者。倡议网络要求 IAVI 为民间社会提供倡议培训，增强与当地民众的沟通能力。

除对能力进行建设之外，疫苗临床试验的开展还需要专职医疗团队的支持。在试验过程中，对因接种疫苗而出现不良反应或残疾的志愿者，IAVI 需要免费提供综合护理、诊断和治疗；对在试验中感染艾滋病病毒的志愿者，

---

① ESSENCE (Enhancing Support for Strengthening the Effectiveness of National Capacity Efforts), *Seven Principles for Strengthening Research Capacity in Low- and Middle Income Countries: Simple Ideas in a Complex World*, Geneva: ESSENCE, May 27, 2015, accessed May 1, 2020, http://www.who.int/tdr/publications/Essence_report2014_OK.pdf.

② IAVI, "IAVI report", vol. 3, no. 1, 1998, accessed May 1, 2020, https://www.iavi.org/wp-content/uploads/phocadownload/Back-Issues/Documents/IAVI_IAVI_REPORT_JAN-MAR_1998_ENG.pdf.

③ Gavin Cochrane et al., "The International AIDS Vaccine Initiative's Capacity Building Activities in East Africa Evaluating Progress and Impacts in Kenya, Uganda and Rwanda", *RAND Health Quarterly*, vol. 5, no. 3 (2016): p. 3.

IAVI 确保其在治疗开始后 5 年内获得免费抗逆转录病毒治疗；在筛查中感染艾滋病病毒的志愿者需要被转介到可靠的艾滋病病毒治疗中心。

随着疫苗项目和试验在发展中国家的具体施展，IAVI 原有的人员安排和松散制度结构已无法满足目标领域的功能需要。

首先，就义务性程度维度而言，随着疫苗研发和生产工作的展开，IAVI 在与疫苗生产商展开谈判和合作时，需要疫苗企业做出长期供应低价疫苗的承诺，否则将撤回资金支持。为了保证疫苗的长期低价供应，IAVI 与疫苗厂商开始签订有拘束力的协议。同时，IAVI 将职能重心转向发展中国家的疫苗试验资助和能力建设之后，不断促进临床研究中心之间达成南南合作的社会承诺。IAVI 还与非洲、印度等发展中国家政府签订协议，保证当地政府履行条约义务，配合 IAVI 的举措和资助行动。2000 年之后，IAVI 率先与政府部门签订谅解备忘录（Memorandum of Understanding），以处理伙伴关系在当地的运营事务。IAVI 受访者表示：

> 我们与印度国家艾滋病控制组织（National AIDS Control Organization，NACO）和印度医学研究委员会（Indian Council of Medical Research，ICMR）签订了备忘录，三方协议将有助于我们与当地政府之间更深度的合作。①

其次，就精确性程度而言，随着 IAVI 的职能范围不断扩展，疫苗研发的相关事务相应增加。在 2000 年之前，疫苗研究、实验、融资和发展中国家能力建设分属不同的工作种类，IAVI 却将这些事项统一交给科学咨询委员会负责，造成分工的混乱和管理不善。对此，2000 年，IAVI 对科学咨询委员会进行重组，以便更好地履行组织的新职能。如表 6.4 所示，IAVI 进一步明晰了科学咨询委员会的分工，将其细分为：国际临床试验组、艾滋病疫苗科研组和发展中国家项目管理组。每个委员会小组由原委员会成员和 5~10 名独立科学家组成，并指定 1 名执行秘书。

---

① Joanna Chatawa, "The International AIDS Vaccine Initiative (IAVI): Is It Getting New Science and Technology to the World's Neglected Majority?", *World Development*, vol. 34, no. 1 (2006): p. 22.

表6.4 国际艾滋病疫苗倡议科学咨询委员会（SAC）成员①

国际临床试验组	主席	Helen Rees 威特沃特斯兰德大学，南非	
	执行秘书	Jane Rowley	
	成员	Don Burke，约翰霍普金斯大学，美国	Sriram Prasad Tripathy，印度医学研究委员会，印度
		Edward Mbidde，乌干达癌症研究所，乌干达	Hilton Whittle，医学研究理事会实验室，冈比亚
		Frank Plummer，内罗毕大学，肯尼亚	Haynes Sheppard，加州卫生服务部，美国
		Mauro Schecter，里约热内卢联邦大学，巴西	
艾滋病疫苗科研组	主席	Jaap Goudsmith 阿姆斯特丹大学，荷兰	
	执行秘书	Vijay Mehra	
	成员	Rafi Ahmed，埃默里大学，美国	Philip Johnson，儿童研究学会，美国
		Frances Gotch，切尔西和威斯敏斯特医院，英国	Norman Letvin，贝斯以色列女执事医疗中心和哈佛医学院，美国
		Carl Hanson，加州卫生服务部，美国	Mike Levine，约翰霍普金斯大学，美国
		Shiu-Lok Hu，华盛顿大学，美国	Neal Nathanson，宾夕法尼亚大学，美国
		Jan Holmgren，哥德堡大学，瑞典	
发展中国家项目管理组	主席	Ian Gust 墨尔本大学，澳大利亚	
	执行秘书	Chip Carnathan	
	成员	Mari-Paule Kieny，国家健康与医学研究院，法国	Stanley Plotkin，宾夕法尼亚大学，美国
		Jack Melling，国际艾滋病疫苗倡议顾问，美国	Jerald Sadoff，默克研究实验室，美国
		John Petricciani，国际艾滋病疫苗倡议顾问，美国	

再次，就授权性程度而言，在开展疫苗实验的具体过程中，参与IAVI多中心临床试验的不同实验室展开的免疫分析必须标准化，以便产生可比较且可靠的数据。这需要标准化的样品收集、处理、冷冻和储存程序。为了支持发展中国家的临床试验，IAVI需要与当地机构合作，建立良好临床实验室

---

① IAVI, "IAVI Report", vol. 5, no. 4, 2000, accessed May 1, 2020, https://www.iavi.org/wp-content/uploads/phocadownload/Back-Issues/Documents/IAVI_IAVI_REPORT_SEP-NOV_2000_ENG.pdf.

规范（Good Clinical Laboratory Practice，GCLP）认证的标准实验室。为此，国际艾滋病疫苗倡议在发展中国家建立严密的研究所网络，为开展大范围、复杂性研究提供协调。2000年之后，IAVI相继建立肯尼亚艾滋病疫苗倡议机构，资助乌干达病毒研究所的研究，构建撒哈拉以南非洲和印度等国家的临床研究网络，为其建立先进的实验室和疫苗监测站。IAVI在非洲地区的合作研究机构主要集中在肯尼亚、赞比亚、乌干达、南非、卢旺达等五个国家，如图6.5所示。

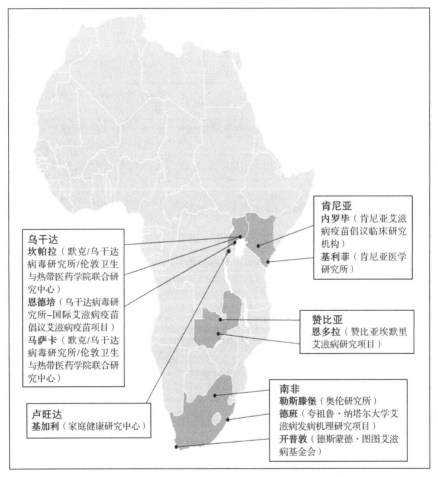

图6.5　国际艾滋病疫苗倡议非洲合作机构版图①

---

① 图中资料为笔者根据多份报告整理。参见 IAVI,"IAVI Report", accessed May 1, 2020, https://www.iavi.org/media-and-resources/iavi-report/iavi-report-archive/.

随着 IAVI 在肯尼亚等非洲国家和地区临床试验工作的开展，该伙伴关系承受越来越多的批评和消极反馈。当地政府批评国际艾滋病疫苗倡议"不了解当地情况、不够实际"，仅根据总部的空泛理念行事。这使国际艾滋病疫苗倡议意识到，仅凭纽约办事处发布"简单的想法和指令"不利于项目的具体实施，也不能根据当地特征和具体形势及时做出反应和处理。

为了弥补制度化缺陷，IAVI 开始在非洲和印度设立当地办事处，利用集中化机构的优势与当地社区保持密切联系，灵活处理地区事务。与构建和维持松散的知识联盟和宣传网络不同，这些能力建设的途径和方式需要集中化机构的执行，才能凭借有形的干预措施带来"有形"的结果。换言之，上述职能的履行需要专门的办事机构和人员及有效的监督机制。

职能类型的转变推动国际艾滋病疫苗倡议不断走向"实体化"和"当地化"。根据每个国家的历史文化传统与政治结构，国际艾滋病疫苗倡议在不同地区构建起不同的制度结构：在科索沃设置区域办事处，与纽约总部保持直接联系；在印度，则任命国家执行主任并设立专门工作组；与乌干达第三方机构保持直接联系，暂未设置办事处。如表6.5所示，IAVI 的集中化程度较高。

表6.5 国际艾滋病疫苗倡议的组织结构

总部	美国纽约
地区办事处	荷兰阿姆斯特丹；肯尼亚内罗毕；南非约翰内斯堡；印度新德里；科索沃
合作机构（学术、产业和政府）	总数超过100个（遍布欧洲、非洲及日本、印度和美国）
首席执行官	玛格丽特·G.麦格林（Margaret G. Mcglynn）
专职人员	共计155名雇员（遍布欧洲、非洲及美国、印度）

来源：笔者整理

综上，自2000年从知识型转为服务型伙伴关系之后，为了履行相关职能，国际艾滋病疫苗倡议需要与疫苗厂商、援助国政府签订有拘束力的协议，以保障稳定、低价疫苗的长期供应，以及发展中国家拥有配套设施接受疫苗实验与接种，从而增强了伙伴关系的义务性程度。同时，为了更好地处理繁杂的疫苗研发、实验交付与接种及能力建设等事宜，国际艾滋病疫苗倡议必须细化部门职能，制定更加精细的规则和战略规划，获取更加"有形"

的结果。此外,为了增强发展中国家的相关能力,国际艾滋病疫苗倡议在增强总部制度建设的基础上,设立当地办事处或联络点,配备专业人员对发展中国家的科研和技术人员进行培训,授权办事处进行日常事务的管理和监督。

因此,服务类型的转变增加了目标领域的治理成本,为了遏制参与伙伴的机会主义行为,增加机构的执行和管理能力,国际艾滋病疫苗倡议必须强化自身制度建设,提高制度化水平。若分别赋予制度化水平的高、中、低三个层次以3、2、1分,则国际艾滋病疫苗倡议在2000年前后的制度化水平得分如表6.6所示。通过追溯国际艾滋病疫苗倡议职能转变对制度化水平的影响,以及比较该伙伴关系在2000年前后的目标领域和制度化水平的相应变化,我们认为,实践检验是符合理论预期的。

表6.6 国际艾滋病疫苗倡议制度化水平得分

国际艾滋病疫苗倡议(1995—1999年)			
制度化水平指标	义务性程度	精确性程度	授权性程度
实际表现	无可靠承诺	笼统的"蓝图"和计划	临时理事会;无外部和内部监督
具体分值	1分	1分	1分
国际艾滋病疫苗倡议(2000至今)			
制度化水平指标	义务性程度	精确性程度	授权性程度
实际表现	签订有约束力的协议	更加精细的分工;明确的目标领域;	正式的组织机构;来自科研网络的内部监督
具体分值	3分	3分	2分

来源:笔者整理

小 结

通过选取疫苗领域的三大案例,本章对全球卫生公私伙伴关系的制度化水平因果假设进行了实证检验。通过对比儿童疫苗倡议和全球疫苗免疫联盟,我们发现,在治理成本和公有部门的让渡成本不变的情况下,私有部门的资源投入成本对制度化水平具有决定性的正向影响。通过追溯儿童疫苗倡议在 1995 年前后的制度化水平的轻微变化，我们发现，在让渡成本和治理成本不变的情况下，摩擦成本会对制度化水平产生反向影响。通过探讨国际艾滋病疫苗倡议职能类型的转变对制度化水平的影响，我们发现，在让渡成本和摩擦成本不变的情况下，与偏向知识型伙伴关系相比，偏向服务型伙伴关系会产生更高的治理成本，制度化水平更高。在控制与比较的基础上，本章在每个案例内对交易成本如何对制度化水平产生影响的环节进行模式匹配和过程追踪，最终的实证分析结果符合理论假设预期。

第七章

结　语

第一节　　研究总结

在全球卫生等治理领域，公私伙伴关系模式挑战了政府间多边机制的主导地位，使治理制度由"政府间合作"逐渐转向"政府间合作与公私合作并存"的局面。根据制度的变迁特征，全球卫生公私伙伴关系的发展阶段可分为横向扩散阶段和纵向深化阶段。前者强调公私伙伴关系的兴起与扩散，后者强调公私合作的制度化和稳定性。

作为制度变迁的第一阶段，跨国公私伙伴关系的扩散用以描述新制度的规模复制和合法化。与全球治理的功能需求、公私伙伴的利益需求、公私伙伴关系的观念吸引力等宏观视角的解释相比，本研究从个体主义视角出发指出，国际组织内部的领导人通过构建跨部门政治同盟，对内消除改革压力，对外团结成员国和私有部门，生成了推动全球治理制度转向"公私合作"的内生性动力。通过政治同盟对外的"包装"宣传，跨国公私伙伴关系在全球治理领域得到广泛承认，促成了公私伙伴关系于20世纪与21世纪之交的扩散与繁荣。

作为制度变迁的第二阶段，跨国公私伙伴关系的制度化用以衡量公私合作的深度及制度的稳定程度。由于利益分歧和立场差异，公有部门与私有部门对制度化水平的需求和偏好不同，各方就伙伴关系的制度化安排开展博弈。公私伙伴关系的制度化水平是多方谈判的结果，受到合作过程中交易成本的影响。交易成本可进一步划分为让渡成本、摩擦成本和治理成本：让渡成本既包括国际组织的权力让渡成本，也涉及私有部门付出的资源成本；摩擦成本强调的是公私部门在谈判和交往过程中产生的信息收集成本和沟通成本；治理成本是指因公私伙伴的机会主义行为产生的执行和管理成本。其中，国际组织的权力让渡成本越高，越倾向于结成制度化水平较低的公私伙伴关系。为了限制公权力，私有部门的资源成本越高，越倾向于结成制度化水平较高的伙伴关系。同时，公私部门之间的摩擦成本越高，制度化水平就越低。公私伙伴关系的治理成本越高，对制度化水平的要求就越高。

在案例检验部分，以联合国儿童基金会和世界卫生组织领导下的卫生公私伙伴关系作为制度变迁第一阶段的案例，以儿童疫苗倡议、全球疫苗免疫联盟和国际艾滋病疫苗倡议作为制度变迁第二阶段的案例，本研究的理论假设得到了实证检验的支持。

如图7.1所示，纵观跨国公私伙伴关系的总体发展进程，国际组织政治创业家以及成员国和私有部门领袖组成的政治同盟在其中发挥了关键性的作用。在制度变迁的不同阶段，政治同盟经历了"缔结—裂变—融合或瓦解"的变化形态。在跨国公私伙伴关系的创设阶段，政治同盟的目标一致，共同推进跨国公私伙伴关系的兴起与扩散。然而，在跨国公私伙伴关系的制度化阶段，国际组织政治创业家无法以个人意志塑造制度安排，政治同盟内部出现裂变。作为成员国的谈判代表，国际组织与私有部门之间存在利益分化和立场分歧，由此产生对制度化安排的偏好差异。跨国公私伙伴关系的最终制度化形态取决于各方基于交易成本的谈判结果。这一时期，公私部门的谈判破裂将导致制度化进程的最极端形态，即公私伙伴关系的彻底解散和政治同盟的瓦解。除此之外，受到交易成本的影响，公私部门的最终制度安排结果会落在制度化水平连续体的任意一段，政治同盟也会随之变得紧密或松散。

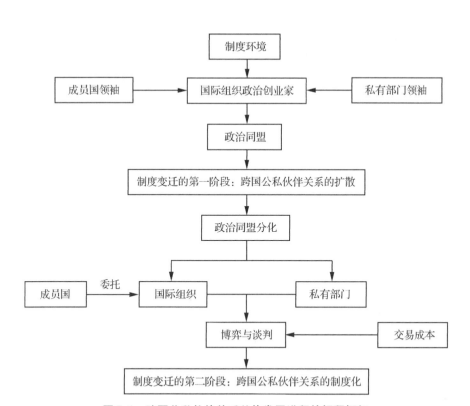

图 7.1 跨国公私伙伴关系总体发展进程的解释框架

来源：笔者自制

由此可见，以跨国公私伙伴关系的扩散与制度化为主要表现形式的治理制度变迁既不是大国设计的产物，也不是国际组织对新型治理需求的简单反应。将国家、国际组织视作单一行为体，忽视私有部门作用的传统国际制度理论不再适用于分析跨国公私伙伴关系等全球新型治理机制。在未来的国际制度研究中，我们需要更为关注微观层面的关键个体（领袖）在全球治理制度革新与发展叙事中的重要作用。尤其在分析多元行为体共同参与的新型治理模式时，研究层次的适当"下沉"，即从国际、国家层次下沉到个人层次是有益的理论探索路径。与此同时，私人基金会、跨国公司等私有部门对于全球治理框架和国际制度设计的直接影响同样不容忽视，或应成为国际制度未来研究的重要方向之一。

第二节　关于全球卫生公私伙伴关系的反思

现阶段，大部分兴起于世纪之交的全球卫生公私伙伴关系已经历数十年的发展，进入制度化阶段。与此同时，新的公私伙伴关系也在不断涌现，融入整体的制度变迁进程。公私伙伴关系的制度形式更加多样化，制度化水平差异更加显著。

受到制度化水平等因素的影响，全球卫生公私伙伴关系的绩效结果更加复杂。根据相关研究①，公私伙伴关系的有效性分为输入有效性（合法性）和输出有效性，后者可用输出（output）、结果（outcome）和影响（impact）作为衡量标准。其中，输出是指公私伙伴关系的实际活动，结果是指公私伙伴关系对于目标行为体（受援国）行为的改变，影响是指公私伙伴关系是否从根本上解决了目标问题。

经过考察可发现，与政治同盟的早期宣传不符，从整体上看，公私伙伴关系没有呈现出相较于政府间治理模式的有效性优势。首先，就合法性而言，根据跨国公私伙伴关系数据库的相关数据②，伙伴关系的透明度表现不如人意。在757个公私伙伴关系中，仅有17%的伙伴关系在2009—2011年发布过年度报告。同时，公私伙伴关系的决策和商议过程也相对封闭，仅有31%的伙伴关系公布过理事会决策背景与程序，30%的伙伴关系公布过治理档案，由此说明大部分公私伙伴关系的决策缺乏代表性和责任制。其次，就有效性而言，根据菲利普·帕特贝格等人的统计结果，在348个可持续发展领域的跨国公私伙伴关系中，37%的伙伴关系没有任何输出，80%的伙伴关系没有达到预定目标，42%的伙伴关系甚至出现"僵死"局面，不再组织任何治理活动。③

---

①　丁梦丽、刘宏松：《制度化水平、参与深度与跨国公私伙伴关系的有效性》，《世界经济与政治》2018年第11期，第80—117、159—160页。

②　Rebecca Homkes, "Analyzing the Role of Public-Private Partnerships in Global Governance: Institutional Dynamics, Variation and Effects" (PhD diss., The London School of Economics and Political Science, 2011).

③　Philipp H. Pattberg et al., eds., *Public-Private Partnerships for Sustainable Development: Emergence, Influence, and Legitimacy* (Cheltenham: Edward Elgar Publishing, 2012).

虽然从整体上看，跨国公私伙伴关系的有效性水平较低，但以全球疫苗免疫联盟和全球基金为代表，一部分全球卫生公私伙伴关系在输出、结果和影响等有效性的三大维度方面表现突出。以全球疫苗免疫联盟（GAVI）为例，就输出而言，GAVI按期发布年度报告和财政报告，并对重点项目做定期评估。凭借创新型融资机制，GAVI于2000—2014年为全球75个国家融资85亿美元的专项基金。就结果而言，截至2019年，GAVI自成立以来已经帮助欠发达国家的7.6亿名儿童接种疫苗。就影响而言，GAVI使1300万人免于致命性疾病导致的死亡，由于健康与经济发展密切相关，GAVI普及的疫苗创造了近1500亿美元的经济价值。

总的来说，在跨国公私伙伴关系的整体有效性水平偏低的情况下，部分表现突出的全球卫生公私伙伴关系以更加灵活和务实的路径运作，在很大程度上弥补了世界卫生组织等公有部门的资源和能力缺陷，对公共卫生政策目标的实现有一定的促进作用。然而，需要强调的是，这些全球卫生公私伙伴关系在带来积极成果的同时，还导致了一些副效应（side effect）。

首先，对于全球疫苗免疫联盟、全球基金等影响力较大的卫生伙伴关系而言，它们在改善现状的同时，也带来了全球卫生治理的碎片化。这些致力于提高药品或疫苗可及率的全球卫生伙伴关系，仅从狭隘的生物医疗和经济角度看待健康问题，以单一的绩效标准衡量受援国的卫生治理能力，只关注自己目标的实现，忽视全球公共卫生政策的整体愿景，使卫生领域的国际合作日益碎片化，加大了全球卫生治理的整体协调难度。

其次，借助公私伙伴关系模式，跨国企业、基金会等跨国资本进入国际组织内部，在一定程度上影响了国际组织的中立性，腐蚀了组织的公利原则。以世界卫生组织为例，2010年，世界卫生组织被指责与大型制药公司相勾结，对甲型流感的危害进行夸大，违背了组织的基本原则。作为制造猪流感恐慌的推手，艾尔伯特·欧斯特豪思（Albert Osterhaus）领导的欧洲流感科学工作小组（ESWI）将世界卫生组织、德国罗伯特·科赫研究所和美国康涅狄格大学连接起来，工作小组的经费全部来自制药巨头。由于甲型流感的危害被夸大，各国政府在世卫组织宣布进入"流行病紧急状态"时，需要大量购买和储藏制药企业生产的疫苗，继而有利于制药公司趁机牟取暴利。

针对盖茨基金会在全球疫苗免疫联盟、流行病防范创新联盟等公私伙伴关系的主导地位，人民健康运动组织（People's Health Movement）曾表达担忧：

盖茨基金会对世卫组织年度预算的巨额贡献可能会对公共卫生的有限议程设置产生不正当影响，同时，与私营部门交往过密将破坏组织的规范原则。

为了约束私营企业和内部员工的机会主义行径，世卫组织开始制定相关政策，以期减少公私伙伴关系带来的负面影响。2009年，世界卫生组织秘书处提出了关于公私伙伴关系的政策指南草案，执行委员会和世界卫生大会负责审议。随后，第六十三届世界卫生大会批准了《关于世界卫生组织参与全球卫生伙伴关系的政策指南》。[①] 该文件规定，公私伙伴关系的活动将与世卫组织的政策、规则和问责框架保持一致，伙伴关系应负责充分调动资源，支付秘书处和其他相关活动的费用。2014年，世界卫生组织秘书处向世界卫生大会提交了制度改革的一揽子方案，其中包括与非国家行为体合作的框架方案。方案概述了四套独立的操作进程，建议世卫组织分别指导政府组织与非政府组织、私营部门实体、慈善基金会和学术机构的工作。此外，新的执行委员会另设置一层监督机制，负责定期报告和审查公私伙伴关系的行为。

综上所述，公私伙伴关系在褪下"神话外衣"之后，与传统的治理模式相比，并不具备合法性和有效性优势。在很大程度上，公私伙伴关系的出现还为全球卫生治理带来了副效应。公私伙伴关系"各自为政"的状态破坏了全球卫生治理的整体规划，私营部门在国际组织等公有部门内部的不正当影响腐蚀了国际组织的规范原则和权威地位。基于对全球卫生伙伴关系的反思，可以预见，如何更好地约束私有部门的行为，如何在公共卫生的整体规划和具体目标之间进行协调，如何在国际组织的公利原则和公私深度合作之间维持平衡，将成为全球卫生伙伴关系未来发展过程中需要解决的重要议题，也成为该领域未来研究工作的重要方向。

[①] 《第六十三届世界卫生大会决议和决定》，2010年5月17—21日，https://apps.who.int/gb/ebwha/pdf_files/WHA63-REC1/WHA63_REC1-ch.pdf，访问时间：2022年4月1日。

第三节　　政策含义

在深入研究跨国公私伙伴关系的兴起与制度化之后，我们发现公私伙伴关系是多方博弈的产物，它的兴起不是为了满足全球治理的新需求，更多的是在联合国机构领导下，发达国家领袖和私营部门领导合力推动的结果。在公私伙伴关系的制度安排阶段，私有部门通过付出巨额的资源成本来换取特定制度领域的决策权。在很大程度上，私有部门付出的资源成本越高，公私合作的制度化水平越高。基于对跨国公私伙伴关系的由来和制度安排的研究，本研究尝试为中国在新冠疫情背景下，是否参与及采取何种策略参与全球卫生公私伙伴关系提供相关建议。

一、新冠疫情下全球卫生公私伙伴关系的应对及挑战

新冠疫情暴发后，世界卫生组织于 2020 年 4 月领导发起 "获取抗击新冠病毒工具加速计划（Access to COVID-19 Tools Accelerator，ACT-A）"，旨在充分调动各国政府、私营部门及研究机构的资源，尽快结束新冠大流行。其中，流行病防范创新联盟（The Coalition for Epidemic Preparedness Innovations，CEPI）与 GAVI 负责推行新冠疫苗实施计划（COVID-19 Vaccines Global Access，COVAX），落实疫苗的公平分配。

作为 2017 年成立的全球卫生公私伙伴关系，CEPI 利用多平台整合的优势，在候选疫苗的研发和临床试验方面发挥了突出作用。作为公私合作平台，CEPI 此前一直支持 MERS（中东呼吸综合征冠状病毒，一种新型冠状病毒）疫苗的研发，具有研制新型冠状病毒疫苗的先发优势。同时，CEPI 还具有多元研发平台的整合优势。CEPI 的多元技术支持来源于葛兰素史克、默克、强生、辉瑞、赛诺菲等有着疫苗生产优势的医药公司，以及澳大利亚昆士兰大学、日本东京大学、英国伦敦帝国理工学院等学术机构。研究成功的新技术均可在联盟内部共享。

2020 年 3 月 6 日，CEPI 发出紧急呼吁，要求国际社会提供 20 亿美元资金，以使该组织能够扩展正在开发的 COVID-19 候选疫苗的数量，并为这些候选疫苗的临床试验提供资金。CEPI 的目标是至少提供 3 种候选疫苗，可

以将其提交给认证机构，用于抗击疫情的常规使用。目前，CEPI 已经资助包括中国香港大学、四川三叶草生物制药有限公司等在内的全球 9 大研究机构或公司。利用各大研究机构或公司的优势，CEPI 在新冠疫苗研发方面的多元投资有利于该组织在最短时间内找出最佳候选疫苗。CEPI 还与疫苗巨头葛兰素史克公司达成协议，后者将提供疫苗研发中的辅助技术。

与 CEPI 侧重于疫苗的研发相比，2002 年成立的全球疫苗免疫联盟更加重视新冠疫苗的后续分配和交付。新冠疫情暴发之后，全球疫苗免疫联盟董事会表示，受到联盟资助的发展中国家可分拨 10% 用于应对新冠威胁，目前已经有 21 个国家将该资金用于抗击疫情。2020 年 6 月 4 日，英国主持了全球疫苗免疫联盟的新一轮全球筹资大会。这次大会共筹得 88 亿美元，超出目标预期，为这一伙伴关系未来 5 年的工作提供了稳定的资金保障。参与捐助的包括 32 国政府与 12 家非政府组织，美国总统特朗普在发表演讲之后，代表美国承诺出资 12 亿美元。作为私有部门的代表，盖茨基金会承诺捐款 16 亿美元。中国政府、疫苗厂商万泰生物和沃森生物，以及社交媒体平台 TikTok 也做出了捐赠承诺。全球疫苗免疫联盟表示，这些资金除继续支持目前的常规免疫工作之外，还将用于新冠疫苗交付的准备工作。

然而，囿于脆弱的授权关系、松散的制度结构以及市场化和技术化的治理理念，后疫情时代的全球卫生伙伴关系也面临着多重治理挑战。

首先，从授权关系来看，新冠疫情下的全球卫生伙伴关系面临原有参与国拒绝授权的困境。全球卫生伙伴关系符合公私合营模式（PPP）的本质，即公有部门授权私有部门参与公共产品和服务的提供。[①] 在国家内部，公私伙伴关系项目需要得到政府授权或许可，同时，为了确保私有部门所提供公共服务的质量，私有部门须接受政府部门的监督。在全球卫生等治理领域，公私伙伴关系同样需要得到成员国授权。在全球卫生伙伴关系的框架下，主权国家将治理权让渡给伙伴关系的核心决策机构，与国际组织、私有部门共享决策。一般而言，私有部门参与全球治理可能会改变原有的议程设置，增加成员国利益受损的风险，致使国家往往对推进公私合作持谨慎态度。但这种态度并非一成不变，而是因议题领域的敏感度不同存有差异。

---

① 贾康、孙洁：《公私伙伴关系（PPP）的概念、起源、特征与功能》，《财政研究》2009 年第 10 期，第 2—10 页。

在安全、维和、贸易等议题领域，国家更注重相对收益与主权权威，国家之间充满零和博弈，国家的治理权让渡意愿较低，公私伙伴关系的发展空间有限。而在卫生、环境等低敏感领域，主权国家已就整体合作目标达成共识，但存在严重的执行问题，国家的治理权让渡意愿更高，创设公私伙伴关系的政治空间更大。① 新冠疫情暴发前，以卫生领域为代表，国家间已达成共同的"可持续发展目标"，却因投入的资源有限，公共物品供应严重不足。因此，与安全、贸易等牵涉国家核心利益的敏感议题相比，国家在卫生议题上对于非国家行为体的参与限制更少，加之对私有部门资源存在广泛需求，国家更愿意将权力让渡给全球卫生伙伴关系，与私有部门展开合作治理。

这一情况因新冠大流行而发生了变化。全球卫生领域的"安全化"趋势提升了议题的敏感度。在此之前，从未有过一场大流行对全球政治、经济及社会秩序产生如此广泛的冲击。新冠大流行的跨国性及破坏性深刻影响了国际体系中重要行为体之间的权力关系，重构了国家对于安全及威胁的认知，卫生议题也由此成为国际社会的核心安全关切。② 随着议题敏感度的提高，之前具备授权意愿的成员国不愿再将抗疫事务委托给全球卫生伙伴关系，尤其是在稀缺性新冠疫苗的分配等事项上。例如，COVAX 在发起之后，设定的最初目标是 2021 年年底在全球范围内交付 20 亿剂新冠疫苗。③ 但截至 2021 年 12 月，GAVI 领导交付的实际疫苗量仅达到 9.57 亿剂，远低于目标供应量。④ COVAX 的治理效用难及预期，主要是由于发达国家在疫情暴发早期拒绝将新冠疫苗的采购与分配交予 GAVI 处理，而是将疫苗作为安全战略资源进行抢占与囤积。截至 2020 年 11 月，英国已经与 7 家疫苗企业签订超

---

① Liliana B. Andonova, *Governance Entrepreneurs: International Organizations and the Rise of Global Public-Private Partnerships* (London: Cambridge University Press, 2017). p.45.

② 徐彤武：《全球卫生安全：威胁、挑战与应对》，《中国国际战略评论》2019 年第 2 期，第 91 页。

③ "COVAX Supply Forecast Reveals Where and When COVID-19 Vaccines Will Be Delivered", accessed June 4, 2021, https://www.gavi.org/vaccineswork/covax-supply-forecast-reveals-where-when-covid-19-vaccines-will-be-delivered.

④ "COVID-19 Market Dashboard", accessed May 10, 2021, https://www.unicef.org/supply/covid-19-vaccine-market-dashboard.

过 3.57 亿剂的双边预购协议。① 加拿大政府也与辉瑞和莫德纳签订了双边协议，以确保获得数百万剂新冠疫苗。② 特朗普在任时期的美国明确表示对加入 COVAX 保障机制（COVAX Facility）没有兴趣，确保"美国优先"原则。截至 2020 年 8 月，美国至少与美国辉瑞制药有限公司、德国生物新技术公司、英国阿斯利康公司、美国诺瓦瓦克斯公司、美国莫德纳公司等 8 家疫苗研发方签署预购协议。

除交付迟缓之外，难以预测的捐赠行动也损害了 COVAX 的目标实现能力。与可预测、可快速部署的捐赠目标相悖，部分发达国家为尽快处理即将过期的新冠疫苗，在 2021 年最后一个月向 COVAX 紧急交付 3.56 亿剂，单月交付量高达全年的 1/3。③ 临近保质期疫苗的突击交付，使 GAVI 的受援国短期内难以有效部署接种工作，造成捐赠疫苗的大规模浪费。④ 就此而言，因新冠疫情提高了卫生议题的敏感度，参与国不愿将疫苗援助等事宜全权交予卫生伙伴关系，而是根据本国的利益诉求进行灵活委托。成员国与全球卫生伙伴关系之间脆弱的授权关系由此导致伙伴关系的治理效用受限，目标难以达到预期。

其次，从制度结构上看，新冠疫情下全球卫生伙伴关系呈现出松散的制度复合体形态。新冠疫情暴发前，全球卫生伙伴关系在各自专业领域独立运作，呈现出较高的制度化水平。以全球疫苗免疫联盟为例，该伙伴关系拥有完善的实体架构与组织程序。在《全球疫苗免疫联盟章程》的指导下，GAVI 的核心架构由理事会、秘书处、审计处、常设委员会和咨询委员会五部分组成，各部门分工明确，雇有正式员工。其中，理事会享有最高决策权，在其设置的 28 个表决席位中，广泛吸收了来自世卫组织、联合国儿童

---

① "UK Government Secures Additional 2 Million Doses of Moderna COVID-19 Vaccine", accessed March 3, 2021, https://www.gov.uk/government/news/uk-government-secures-additional-2-million-doses-of-moderna-covid-19-vaccine.

② "Government of Canada Announces Major Steps in Treating and Preventing COVID-19 Through Vaccines and Therapies", accessed May 4, 2022, https://www.canada.ca/en/innovation-science-economic-development/news/2020/08/government-of-canada-announces-major-steps-in-treating-and-preventing-covid-19-through-vaccines-and-therapies.html.

③ "COVID-19 Market Dashboard", accessed March 1, 2022, https://www.unicef.org/supply/covid-19-vaccine-market-dashboard.

④ "Principles for Sharing Covid-19 Vaccine Doses with COVAX", accessed May 1, 2021, https://www.gavi.org/sites/default/files/covid/covax/COVAX_Principles-COVID-19-Vaccine-Doses-COVAX.pdf.

基金会、盖茨基金会、发达国家和发展中国家等各方代表的深度参与。高水平的制度化结构增加了 GAVI 参与伙伴的违约成本,优化了联盟内部的过程管理,保障了 GAVI 在常规疫苗分配方面的高绩效水平。①

新冠大流行出现后,ACT-A 将各类全球卫生伙伴关系以空前庞大的规模聚集在一起,组建成"超级公私伙伴关系(super PPP)"复合体。各伙伴关系之间的复杂互动及松散的制度安排增大了它们在特定议题领域的协调和执行难度。例如,作为 GAVI 与 CEPI 复合体的 COVAX 机制,虽设立了 COVAX 股东委员会、预先市场承诺工作组、COVAX 协商工作组等协调机构,但依然面临较大的责任分配难题及部门协作困境。②

具体来说,在 COVAX 框架下,作为新冠疫苗研发端的负责主体,CEPI 成功资助了莫德纳、诺瓦瓦克斯、阿斯利康等疫苗的研发,这 3 支疫苗均被纳入世卫组织的紧急使用清单,获得进入国际市场的"入场券"。③ 但 CEPI 的成功资助并未有效转化为 COVAX 后续的疫苗采购优势。除获取 CEPI 的资金之外,莫德纳等疫苗企业也获得了所在国政府的资助,并与当地政府签订了总量为 30 亿剂的双边疫苗协议。在面临激烈采购竞争的情况下,COVAX 想要优先获取新冠疫苗,需要同国家一样在疫苗的研发资助阶段向企业施压,将企业优先低价供应 COVAX 作为研发拨款的交换条件,并依此与企业签订有法律拘束力的预购协议。然而,CEPI 没有将研发资助与疫苗的后续交付绑定,而是认为价格及采购谈判应交由 GAVI 负责。CEPI 指出,其仅负责新冠疫苗的研发资助,定价及采购事宜属于 GAVI 的责任。④

由于存在协调不足及责任推诿等问题,COVAX 框架下研发资助与疫苗预购工作的分裂开展致使其错失研发阶段优先锁定新冠疫苗的时机。2021 年 1 月,全球中高收入国家已经购买或储备超 120 亿剂疫苗,但 COVAX 尚未交付任何疫苗。COVAX 只能选择与非 CEPI 资助的强生和赛诺菲两家公司签订购买协议。世卫组织总干事谭德塞在世卫组织执行委员会会议开幕式上表示,"许多成员国开始怀疑 COVAX 是否会获得所需的疫苗"。⑤

---

① 丁梦丽、刘宏松:《制度化水平、参与深度与跨国公私伙伴关系的有效性》,《世界经济与政治》2018 年第 11 期,第 80 – 117 页,159 – 160 页。
② "What is COVAX?", accessed March 1, 2022, https://www.gavi.org/covax-facility.
③ "Emergency Use Listing", accessed May 8, 2022, https://www.who.int/teams/regulation-prequalification/eul.
④ Ann D. Usher, "A Beautiful Idea: How COVAX Has Fallen Short", The Lancet, vol. 397, no. 10292 (2021): pp. 2322 – 2325.

最后，基于技术化及市场化的治理理念，全球卫生伙伴关系难以高效推动需要政府间协商的国际抗疫合作。作为公私合作治理的创新模式，全球卫生伙伴关系的治理优势在于利用市场化的技术手段解决公共卫生服务供给不足的问题。以全球基金和GAVI为代表，全球卫生伙伴关系擅长将世卫组织等公有部门的技术资源与私人基金会、跨国药企等私有部门的市场资源进行整合，以高效完成国家委托的治理任务。新冠疫情暴发前，在常规疫苗交付、基础药品捐赠、卫生资金筹措等治理领域，全球卫生伙伴关系秉持的"技术中立"与"市场化"理念有助于增强其专业权威，扩充其市场资源，取得了积极的治理成效。① 新冠疫情暴发后，全球卫生伙伴关系却不再具备应对大流行的功能优势。以新冠疫苗分配的优先级议题为例，因全球层面新冠疫苗的早期产能有限，制造和分发满足全球人口所需的数十亿剂疫苗可能要花费数年时间。对急于通过疫苗阻断疫情的各个国家而言，优先获取疫苗不仅能挽救生命，还意味着巨大的经济和社会收益。因此，新冠疫苗的交付与分配不仅是一个"技术"或者"市场"问题，更是一项涉及政府间协商与合作的治理议题。

然而，GAVI领导下的新冠疫苗交付工作依然遵循市场化的理念，试图用"纯技术方案"和市场激励解决稀缺资源的优化分配问题，导致相关工作推进缓慢。例如，在COVAX框架下，GAVI与世卫组织组建了专门的工作小组，基于国家的人口规模、接种能力及现有疫苗覆盖率为COVAX参与国制定疫苗剂量的分配提案，以确保新冠疫苗在全球"公平、有效和透明地分配"。该提案由12名专家组成的独立疫苗小组委员会进行审查，以确保提案内容遵循必要的"数据算法"和"技术标准"。② 按照COVAX统一采购方案，GAVI将COVAX参与国分为两类，一类为加入COVAX保障机制的资金自筹国，主要由中高收入国家组成，另一类为"COVAX提前市场保障计划（以下简称COVAX AMC）"受援国，主要由92个中低收入国家及小型岛国组成。对于第一类国家，GAVI要求其通过COVAX保障机制系统为国内

---

① 丁梦丽、刘宏松：《制度化水平、参与深度与跨国公私伙伴关系的有效性》，《世界经济与政治》2018年第11期，第80-117页，159-160页。

② "Independent Allocation of Vaccines Group (IAVG)", accessed May 10, 2022, https://www.who.int/groups/iavg/terms-of-reference.

20%的人口优先采购研发成功的新冠候选疫苗，预付一定比例的采购款。①对于第二类国家来说，GAVI 要求其承担小部分的疫苗采购费，并为这些国家从政府官方发展援助、慈善基金会和其他私有部门筹集疫苗资金，随后将补贴疫苗交由联合国儿童基金会和泛美卫生组织运输与交付。①

对于第一类发达国家来说，GAVI 认为加入 COVAX 保障机制有助于降低这类国家本土疫苗企业的研发或生产风险。GAVI 首席执行官伯克莱（Seth Berkley）曾呼吁："目前有 170 多种候选疫苗正在开发中，但这些努力中的绝大多数很可能会失败……为了增加成功的机会，COVAX 创造了世界上最丰富、最多样化的疫苗组合。"② 同时，GAVI 认为，COVAX "综合采购方案"将减少成员国面临的市场价格欺诈与信息不对称，帮助发达国家在新冠大流行期间争取最优惠的疫苗市价。①

然而，面对稀缺的新冠疫苗，发达国家考虑的首要因素不是生产风险和市场价格，而是利用政治权力优先抢占战略资源，满足国内疫苗需求。因此，欧美发达国家没有按照 COVAX 的技术方案行事，而是利用其行政权力限制本国疫苗及原材料出口，或利用外交关系与盟国的疫苗厂商优先签订双边协议。发达国家优先锁定疫苗订单的行为，不仅导致 COVAX 保障机制形同虚设，还使参与 COVAX AMC 的受援国迟迟得不到疫苗援助，最终导致发达国家与发展中国家的免疫差距不断扩大。截至 2022 年 3 月，GAVI 重点关切的低收入国家接种率仅有 14.7%，严重落后于 COVAX 设定的第一阶段的 20% 覆盖率目标。③

综合上述问题可知，全球卫生伙伴关系具备公私合营模式的基本属性：国家自愿授权是公私伙伴关系构建的前提，技术化及市场化是公私伙伴关系区别于政府间合作模式的独特治理理念。受到新冠疫情的影响，卫生议题敏感度提升所引发的国家治理权回收、公私伙伴关系复合体的松散结构及不符合国际抗疫合作现实的治理理念，导致原本被视为成功代表的 GAVI 等全球卫生伙伴关系在新冠疫情暴发后陷入治理困境。

---

① "COVAX—The Act-Accelerator Vaccines Pillar", accessed May 4, 2022, https://www.who.int/publications/m/item/covax-the-act-accelerator-vaccines-pillar.

② "COVAX Explained", accessed May 1, 2021, https://www.gavi.org/vaccineswork/covax-explained.

③ "COVID-19 Dashboard", accessed March 17, 2022, https://www.gavi.org/covid19/dashboard.

二、中国与全球卫生公私伙伴关系

在这场新冠疫情的危机中，中国政府在多个方面展示了国际合作的决心。中国不仅参与了《二十国集团应对新冠肺炎、支持全球贸易投资集体行动》的制定，还向世界卫生组织捐赠了 5 000 万美元，并且宣布向疫情最严重的发展中国家提供 20 亿美元的资金支持，充分展示了负责任的大国形象。

与传统的政府间合作模式相比，中国政府要在新冠疫苗的全球交付和分配布局中发挥关键作用，加入全球疫苗公私伙伴关系同样是一种可选路径。据此，是否加入及通过何种方式加入全球卫生伙伴关系，成为我国政府参与全球卫生治理过程中需要考虑的重要议题之一。基于本研究的研究结果，笔者认为这一政策议题可基于政府和企业两大维度进行综合考量。

首先，就政府层面来说，参与全球卫生伙伴关系将会带来一定利好。在全球卫生治理制度从"政府间多边机制"向"多方利益攸关者共同参与"转变之际，积极参与并引导卫生伙伴关系的发展，有助于扩宽我国参与卫生治理的渠道，实现以世界卫生组织为核心、公私伙伴关系为辅助的多元参与模式，从而有效提升我国在全球卫生治理领域的话语权和影响力。尤其是短期来看，积极参与全球疫苗免疫联盟等伙伴关系，将提升我国政府在新冠疫苗的全球分配等卫生议题领域的知情权和决策权，推进新冠疫苗未来在欠发达国家的可及性，提升我国的负责任大国形象。

同时，我们也需要看到跨国公私伙伴关系内部的权力不均问题。以全球疫苗免疫联盟为例，与发达国家相比，作为受援国的发展中国家在接受联盟的资金援助时，需要接受资格审查和绩效考核，这些标准很可能违背发展中国家的卫生发展需求，但受援国因话语权有限而无力改变。同时，凭借巨额的资金投入，盖茨基金会等私营部门也在疫苗免疫联盟中享有较大权力。在既有的权力结构下，中国若以发展中国家的身份加入 GAVI，卫生治理行为将会受到已有权力关系的束缚；中国若以发达国家（援助国）的身份加入 GAVI，则需要投入大量的资源和人力成本，而投入成本和治理收益是否成正比，则具有较强的不确定性。同时，在公私伙伴关系框架下，私营部门对国际组织的不正当影响屡遭诟病，故而需要考虑中国政府的参与行为是否会对国家声誉造成负面影响。

其次，就企业层面而言，以我国的疫苗企业为例，与政府相比，企业参与全球卫生公私伙伴关系将带来更可控的好处。

第一，借助公私伙伴关系，企业能够直接对特定卫生议题施加影响。据此，积极参与全球疫苗免疫联盟等公私伙伴关系，将助力中国疫苗"走出去"，为中国疫苗企业开拓全球市场提供契机。近年来，全球疫苗市场规模保持快速增长，包括"一带一路"沿线国家在内的发展中国家对疫苗的需求量巨大。在疫苗市场长期被葛兰素史克、赛诺菲、默沙东、辉瑞等四大巨头垄断的情势下，作为进军全球疫苗市场的"后发"国家，中国疫苗企业要走出国门，与欧美疫苗企业同台竞争，可借助全球卫生公私合作平台的支持。

第二，作为全球卫生伙伴关系繁荣发展的"推手"，世界卫生组织与全球卫生公私伙伴平台在疫苗援助议题上已呈"水乳交融"的合作之势。积极参与GAVI能够协助中国疫苗企业提升获得世卫组织预认证（PQ）的能力和速度，继而打通国产疫苗走出去的"第一关"。作为药品质量和安全性能的评价体系，世卫组织预认证是疫苗产品进入发展中国家和联合国机构采购体系的"准入证"。截至2022年，中国仅有4种疫苗产品通过预认证，这是导致国产疫苗不能规模进入全球疫苗市场的重要原因。凭借与世卫组织的紧密联系及平台的专业能力，帕斯适宜卫生科技组织等伙伴关系可为我国疫苗企业提供技术支持，克服预认证流程中的相关困难，促使企业的生产流程及标准尽快与国际接轨。一旦与企业达成长期市场合作，公私伙伴关系还可为预认证工作提供部分资金支持。

第三，与政府相比，私营企业参与公私伙伴关系的收益是可预期的。一方面，凭借庞大的出资采购量，全球疫苗免疫联盟等伙伴关系可为中国疫苗企业走出去提供"市场空间"。联盟每年的疫苗采购量占据全球疫苗产量的60%，中国疫苗企业若能规模进入伙伴关系的采购系统，将会在全球市场释放巨大产能，扩大"中国制造"的影响力。另一方面，GAVI具有公私伙伴关系的独特制度优势。由于疫苗研发和生产过程中所需生产设备皆为疫苗产品量身打造，在不知产品效能和未来市场需求的情况下，扩大生产规模是冒险的商业行为，而GAVI通过预先承诺采购款等可预测融资模式，有效降低了企业研发和大规模生产带来的风险。据此，凭借预先市场承诺机制，GAVI可为中国疫苗企业"走出去"提供"保护网"，从而激发中国疫苗企业的创新潜力。

最后，在公私伙伴关系结构下，私营部门和公有部门享有同等的决策权,且企业付出的成本越高,参与伙伴关系的程度越深。据此,通过一定的资源投入,我国的制药企业将有机会获得全球疫苗免疫联盟的理事会席位。以印度的疫苗企业为例,作为全球疫苗免疫联盟最大的疫苗供应国,印度疫苗企业一跃成为联盟理事会的发展中国家企业代表,在公私伙伴关系的具体事宜上享有决策权。

综上所述,基于本研究的研究发现,与政府相比,我国企业参与全球卫生伙伴关系将获得更加可控和有形的收益。因此,在卫生伙伴关系的参与问题上,我国可暂时采取"政府适度参与、企业积极参与"的策略,在积极鼓励国内龙头企业借助全球卫生伙伴关系增强国际竞争力和行业话语权的同时,政府可采取相对保守的参与策略,与世界卫生组织、盖茨基金会等关键行为体保持合作关系,以"双边"关系稳步推进"多边"伙伴关系。在熟知特定公私伙伴关系的制度安排和权力关系的基础上,政府可投入适当资源,循序渐进地进入公私伙伴关系的核心决策层,获取与资源投入相匹配的决策权和话语权,避免公私伙伴关系内部不平等的权力结构对政府行为的束缚及对国家声誉的负面影响。

附　录

部分全球卫生公私伙伴关系的中英文对照

· CVI　Children's Vaccine Initiative
　　儿童疫苗倡议

· CVP　(Bill and Melinda Gates) Children's Vaccine Program
　　(盖茨基金会)儿童疫苗项目

· GAEL　Global Alliance for the Elimination of Leprosy
　　全球消除麻风病联盟

· GAIN　Global Alliance for Improved Nutrition
　　全球营养改善联盟

· GAVI　Global Alliance for Vaccines and Immunization
　　全球疫苗免疫联盟

· GF　Global Fund to Fight AIDS, Tuberculosis and Malaria
　　抗击艾滋病、结核病和疟疾全球基金(简称"全球基金")

· GPEI　Global Polio Eradication Initiative
　　全球根除脊髓灰质炎行动

- ITI   International Trachoma Initiative
  国际沙眼病防治倡议

- IAVI   International Aids Vaccine Initiative
  国际艾滋病疫苗倡议

- MMV   Medicines for Malaria Venture
  抗疟药品事业会

- PPPHW   Public-Private Partnership for Handwashing with Soap
  促进用肥皂洗手公私伙伴关系

- RBM   Roll Back Malaria
  遏制疟疾伙伴关系

- TB Alliance   Global Alliance for TB Drug Development
  全球结核病药物研发联盟